医药院校教师
教学手册

任真　主编

甘肃中医药大学教师发展中心　编

中国中医药出版社

·北京·

图书在版编目（CIP）数据

医药院校教师教学手册 / 任真主编 . —北京 : 中国中医药出版，
2018.12

ISBN 978-7-5132-5388-8

Ⅰ.①医… Ⅱ.①任… Ⅲ.①医学院校 – 课堂教学 – 教学研
究 Ⅳ.① R-42

中国版本图书馆 CIP 数据核字（2018）第 001289 号

中国中医药出版社出版

北京市朝阳区北三环东路 28 号易亨大厦 16 层
邮政编码 100013
传真 010-64405750
山东百润本色印刷有限公司印刷
各地新华书店经销

开本 880×1230 1/32 印张 7.25 字数 172 千字
2018 年 12 月第 1 版 2018 年 12 月第 1 次印刷
书号 ISBN 978 – 7 – 5132 – 5388 – 8

定价 28.00 元
网址 www.cptcm.com

社 长 热 线 010–64405720
购 书 热 线 010–89535836
维 权 打 假 010–64405753

微信服务号 zgzyycbs
微商城网址 https：//kdt.im/LIdUGr
官方微博 http：//e.weibo.com/cptcm
天猫旗舰店网址 https：//zgzyycbs.tmall.com

如有印装质量问题请与本社出版部联系（010-64405510）

编 委 会

序言

习近平总书记深刻指出，教育是提高人民综合素质、促进人的全面发展的重要途径，是民族振兴、社会进步的重要基石，是对中华民族伟大复兴具有决定性意义的事业。党的"十八大"以来，在以习近平同志为核心的党中央坚强领导下，在习近平新时代中国特色社会主义思想指引下，教育战线继往开来、开拓进取，全面深化综合改革，我国教育事业取得历史性成就，发生历史性变革，实现了全方位、系统性的整体提升。教育事业的蓬勃发展，为经济发展、科技创新、文化繁荣、民生改善、社会和谐、对外开放提供了有力支撑。

当前，世情国情民情发生深刻变化，对教育事业的战略定位、历史使命和目标任务提出了新的更高要求。党的"十九大"将基本实现社会主义现代化的目标提前了15年，提出全面建成社会主义现代化强国的宏伟目标，这就迫切需要教育事业优先发展、强教先行，以教育现代化支撑国家现代化，以教育强国支撑社会主义现代化强国。教育大计，教师为本。国家和党的发展在青年，高校的发展更在青年，高校教师尤其是青年教师教学水平的高低，在一定程度上直接影响了高校办学质量的好坏。青年教师肩负的任务非常艰巨，责任也十分重大。因此，唯有一批又一批有底气、接地气、讲正气、有朝气的青年教师在教学一线勤勤恳恳工作，兢兢业业干事，才能使我们党生机蓬勃，才能推动党的教育事业走向更加辉煌的明天。

党有号召，校有行动，不忘初心，牢记使命。为了提升青年教师的教学能力，促进青年教师的全面发展，甘肃中医药大学积极转变观念，探索谋划，以"服务助推青年教师成长"为总抓手，以构建服务载体"四化协调"为主体，以打造青年教师"三大提升战略"为重点，充分发挥引领作用，努力创新服务载体，搭建发展平台，提升服务能力，丰富服务内容，针对全校青年教师开展了"培英计划"，其培训目的就是为了把全校青年教师培养成一支政治强、业务精、作风好的队伍。首届培英班自开班以来，以点带面，实行项目化管理与考核，在夯实基础、践行宗旨、激发活力、盘活资源、助推青年教师成长与促进学校发展等方面取得了积极成效，本书即是首届培英班的阶段性总结与成果。

春晖无私，草木承泽。当代青年是同新时代共同前进的一代。这是他们最大的人生际遇，也是最大的人生考验。马克思说过，青春的光辉，理想的钥匙，生命的意义，乃至人类的生存、发展全包含在这两个字之中——奋斗！只有奋斗，才能治愈过去的创伤；只有奋斗，才是我们民族的希望和光明所在。新时代青年要有所作为，就必须投身人民的伟大奋斗。正如习近平总书记在致全国青联十二届全委会和全国学联二十六大的贺信中所指出，同人民一起奋斗，青春才能亮丽；同人民一起前进，青春才能昂扬；同人民一起梦想，青春才能无悔！新时代青年，不止诗和远方，更有梦想和家国！他们，一定能够乘新时代春风，在祖国的万里长空放飞青春梦想，以社会主义建设者和接班人的使命担当，为全面建成小康社会、建设社会主义现代化强国而努力奋斗，让中华民族伟大复兴在奋斗中梦想成真！

"芳林新叶催陈叶，流水前波让后波。"展望未来，青年一代必将大有可为，也必将大有作为。这是"长江后浪推前浪"的历史规律，也是"一代更比一代强"的青春责任。建设教育强国，时不我待，任重道远。希望全体青年教师一定要紧密团结在以习近平同志为核心的党中央周围，以习近平新时代中国特色社会主义思想为指导，增强"四个意识"，坚定"四个自信"，以功成不必在我的胸襟、咬定青山不放松的恒心，持续用力，久久为功，坚持以学生为中心，更加注重以德为先、全面发展，更加注重融合发展、终身学习，一件接着一件做，一年接着一年干，齐心协力，开拓创新，齐心协力写好教育改革发展的时代答卷，为建设幸福美好新甘肃、服务地方经济发展建设做出自己应有的努力！

史正刚
2018 年 7 月于兰州

前言

"教师是立教之本、兴教之源，承担着办好人民满意教育的重任。"而为每个教师创造发展与成功的机会，致力于打造一支高素质的教师队伍，也是学校教育教学的核心价值和核心使命所在。

能够热忱投入、出色完成本职工作的教师，是学校最宝贵的资源和资本，我们应努力建设一支专业的富有激情和创造力的教师队伍，让每一个教师都成长为全面发展、能独当一面的综合性人才。教师的教学能力并不是天生的，是可以培养的。教学虽然是艺术，但也有一些基本的技能是可以传授和学习的。阅读并实践本手册提供的一些理论和方法，可以帮助教师建立一定的教学自信，而真正如鱼得水的教学还有赖于日积月累、用心揣摩，需要与个人风格、学科特点有机融合。

课堂教学是高校教学工作的核心，但目前很多教师并没有接受过教学法的培训，课堂教学靠本能和个人经验，许多教学问题都存在改善提高的空间。只有让教师把握高校课堂教学规律，掌握成功课堂教学方法，认识信息时代教与学的发展趋势，才能更好地促进学生主动投入地学习，这是已被证实的能够提高教学质量的可行之路。

新世纪以来，各个学科的专业知识都得到了极大地丰富，教学媒体与知识获取方式发生了巨大的变化，教育对象也发生着渐变，一些传统的教育思想和方式方法已不能适应新形势发展的要求，以新的教育教学理念为指导，积极进行教学改革，包括理论教学方式方法改革成为现代教育教学发展的方向。应当始终重视贯彻以人为本，以学生为中心的教育教学理念，强调围绕学生的全面发展开展教育教学工作，这一思想在本手册中也得到充分体现，在借鉴国内、外高校教师教学手册的基础上，本手册定位于教学方法知识普及，介绍高校教学方法的重要概念，以及值得借鉴的做法。在内容的设计上，以应对策略为核心，通过列举相关的简要论述、重要概念、典型案例、策略技巧、样例工具及评测样表等，从理念到方法策略，到辅助工具，为教师提供全面的参考。手册根据教学的基本流程安排内容，将实际的教学任务以问题的形式展开，每个问题的具体内容都有相对的独立性。教师可以从头开始阅读，也可以挑选自己想了解的章节和问题进行阅读。

想达到教学的较高境界，需要每位教师成为积极自信、不断学习的教师。《医药院校教师教学手册》由培英班教师集体编写，其内容有利于使我们的教育教学行为更加规范化，工作水平更高。学校的发展要依靠全体教师的努力和辛勤工作，希望每一位教师都能细读并实践本手册，它将给您有益的建议和帮助。通过我们全体教师的共同努力，为学生提供优质的教育，让学生满意，让家长满意，让社会满意是我们始终追求的目标。

徐厚谦

2018 年 8 月 8 日

目录

第一章 教师须知

第一节 教育学常识

第1问 习近平总书记关于高等教育的四个"重大论断"和四个"主要内容"是什么?

习近平总书记 2018 年 5 月 2 日在视察北京大学时发表的重要讲话和十八大以来关于教育工作的一系列重要讲话,形成了习近平教育思想,这是马克思主义教育思想的新发展,是中国特色社会主义教育思想的新发展,是习近平新时代中国特色社会主义思想的重要组成部分。

讲话强调了四个"重大论断":高等教育是一个国家发展水平和发展潜力的重要标志;党和国家事业发展对高等教育的需要,对科学知识和优秀人才的需要,比以往任何时候都更为迫切;培养社会主义建设者和接班人是各级各类学校的共同使命;走内涵式发展道路是我国高等教育发展的必由之路。"重大论断"充满了对高等教育的热切期望,表明了总书记对培养社会主义建设者和接班人的最大关切,体现了对扎根中国大地办高等教育、坚定不移走内涵式发展道路的坚定决心。

讲话提出了四个"主要内容":一,明确提出教育的"一个根本任务",就是培养德智体美全面发展的社会主义建设者和接班人。二，明确提出"两个重要标准"，就是要把立德树人的成效作为检验学校一切工作的根本标准，把师德师风作为评价教师队伍建设的第一标准。三，明确提出抓好"三项基础性工作"，就是要坚持办学正确政治方向，建设高素质教师队伍，形成高水平人才培养体系。习总书记再次强调教师要做"四有好老师"：要有理想信念、有道德情操、有扎实学识、有仁爱之心。对青年学生明确提出"四点希望"：一是要爱国，忠于祖国，忠于人民。二是要励志，立鸿鹄志，做奋斗者。三是要求真，求真学问，练真本领。四是要力行，知行合一，做实干家。这"一二三四"是一个完整的逻辑体系，进一步回答了培养什么人、怎样培养人的问题，旗帜鲜明地指出高等学校的根本任务——就是培养人，高等学校的根本标准——就是立德树人的成效。特别是总书记提出要形成高水平人才培养体系，这是当前和今后一个时期我国高等教育改革发展的核心任务。

第2问 陈宝生部长关于高等教育四个回归的具体内容是什么？

面对我国高等教育存在的问题，教育部部长陈宝生于2016年提出必须推进四个回归：一是要回归大学的本质职能，把"培养人"作为根本任务，把人才培养的质量和效果作为检验一切工作的根本标准。一是回归常识。要围绕学生刻苦读书来办教育，引导学生求真学问、练真本领。二是回归本分。要引导教师热爱教学、倾心教学、研究教学，潜心教书育人。三是回归初心。要坚持正确政治方向，促进专业知识教育与思想政治教育相结合，用知识体系教、价值体系育、创新体系做，倾心培养社会主义事业的建设者和接班人。四是回归梦想。要推动办学理念创新、组织创新、管理创新和制度创新，倾力实现教育报国、教育强国梦。

第3问 专业、学科、课程分别指什么？

1. 专业

专业是"高等教育培养学生的各个专门领域"，是大学为了满足社会分工的需要而进行的活动。"专门领域"是大学区别于其他层次教育的特征之一。

关于专业的定义，较有代表性的有以下四类：

◆《教育大辞典》对"专业"的定义为：中国、前苏联等国高等学校培养学生的各个专业领域。大体相当于《国际教育标准分类》的课程计划或美国学校的主修。根据社会职业分工、学科分类、科学技术和文化发展状况及经济建设与社会发展需要划分。（袁彬．教育大辞典．3卷．上海：上海教育出版社，1991.）

◆《教育管理辞典》对"专业"的定义为：是高等学校或中等专业学校根据社会分工需要而划分的学业门类。各专业都有独立的教学计划，以体现本专业的培养目标和要求。这个定义基本与《辞海》的解释一致，认为专业是一种学业门类。（贺晓兴．教育管理辞典．3版．海口：海南人民出版社，2002.）

◆周川在"专业"散论中谈到"专业"，认为可从广义、狭义、特指三个层面来理解专业。从广义角度看，专业即某种职业不同于其他职业的一些特定的劳动特点。狭义的专业，主要是指某些特定的社会职业。特指的专业即高等学校中的专业。它是依据确定的培养目标设置于高等学校（及其相应的教育机构）的教育基本单位或教育基本组织形式。［周川．"专业"散论．高等教育研究．1992（1）：78-83.］

◆潘懋元、王伟廉认为，专业是课程的一种组织形式。因而在谈到课程时，也就包含了这种组织形式。（潘懋元，王伟廉．高等教育学.福州：福建教育出版社，1995.）

从大学的角度来看，专业是为学科承担人才培养职能而设置的；从社会的角度来看，专业是为了满足从事某类或某种社会职业的人才需求，训练必备技能而设置的。因此，从人才培养供给与人才培养需求上看，专业是人才培养供给与需求的一个结合点。

2. 学科

学科是某一客观事物某一方面的科学领域。

学科包含两种涵义：一是作为知识的"学科"，二是围绕这些"学科"建立起来的组织。一般认为，可以从三个不同的角度来阐述学科的涵义：从创造知识和科学研究的角度来看，学科是一种学术分类，指一定科学领域或一门科学的分支，如自然科学中的物理学、生物学，社会科学中的史学、教育学等，是相对独立的知识体系；从传递知识和教学的角度看，学科就是教学的科目；从大学里承担教学科研的人员来看，学科就是学术的组织，即从事科学与研究的机构。

3. 课程

课程是指学生应学习的学科总和及其进程与安排。课程是对教育的目标、教学内容、教学活动方式的规划和设计，是教学计划、教学大纲等诸多方面实施过程的总和。广义的课程是指学校为实现培养目标而选择的教育内容及其进程的总和，它包括教师所教授的各门学科和有目的、有计划的教育活动。狭义的课程是指某一门学科。

第4问 如何理解培养方案的作用？

培养方案是高校实现人才培养目标的总体设计，内容涵盖人才培养目标、人才培养过程、人才培养模式等内容。

从作用来看，培养方案是教育教学改革理念的主要体现，是保证教学质量和人才培养规格的重要文件；是组织教学过程、安排教学任务、确定教学编制的基本依据，也是教学管理的核心和主体。培养方案作用于人才培养全过程，直接影响人才培养质量。

第5问 **什么是医教协同？**

医教协同，就是加强医、教两个系统的协同配合，着力构建招生培养、就业、使用的联动机制，实现医改、教改的良性互动，实现培养与激励机制的紧密衔接，凝聚医学教育改革发展的强大合力。医教协同推进医学教育改革与发展，加强医学人才培养，是提高医疗卫生服务水平的基础工程，是深化医药卫生体制改革的重要任务，是推进健康中国建设的重要保障。

国务院办公厅《关于深化医教协同进一步推进医学教育改革与发展的意见（国办发〔2017〕63号文件）》提出：到2020年，医学教育管理体制机制改革取得突破，医学人才使用激励机制得到完善，以"5+3"（5年临床医学本科教育+3年住院医师规范化培训或3年临床医学硕士专业学位研究生教育）为主体、"3+2"（3年临床医学专科教育+2年助理全科医生培训）为补充的临床医学人才培养体系基本建立，全科、儿科等紧缺人才培养得到加强，公共卫生、药学、护理、康复、医学技术等人才培养协调发展，培养质量显著提升，对卫生与健康事业的支撑作用明显增强。到2030年，医学教育改革与发展的政策环境更加完善，具有中国特色的标准化、规范化医学人才培养体系更加健全，医学人才队伍基本满足健康中国建设需要。

什么是高等教育的大众教育、普及教育、精英教育？

根据美国学者马丁·特罗的研究，如果以高等教育毛入学率为指标，则可以将高等教育发展历程分为"精英、大众和普及"三个阶段。他认为当高等教育毛入学率达到15%时，高等教育就进入了大众化阶段。

1. 精英教育

适龄青年入学率在15%以下时，高等教育可称为精英教育。精英教育特别强调受教育者的智力和基础，有机会接受精英教育的人占同龄人的比例很小；精英教育不是指单纯通过考试分数来培养"考试型"人才，而是以综合素质的提高为目标设置学生的培养目标。

2. 大众教育

大众教育是一个量与质统一的概念，量的增长指的是适龄青年高等学校毛入学率要达到15%～50%。质的变化包括教育理念的改变、教育功能的扩大、培养目标和教育模式的多样化、课程设置、教学方式与方法、入学条件、管理方式，以及高等教育与社会的关系等一系列变化。

3. 普及教育

按照马丁·特罗的理论，适龄青年高等教育毛入学率达到50%以上为普及化阶段。普及教育承担着满足人民需求、提升人民素质、推动社会民主化进程的重任。这也意味着在传统的大学教育要求之外，教育与社会职业需求、社会生产劳动紧密相连，其类型包括职工再教育、成人教育、远程教育、非全日制教育和在线教育。也就是说，随时随地满足任何人接受高等教育的需求和愿望，随时随地满足任何年龄阶段的人接受高等教育的需求和愿望，高等教育系统的任何一个环节都是循环系统中的一部分，为构建终身学习的学习型社会做好准备。当前，世界上有 50 多个国家和地区高等教育达到了普及化阶段，我国高等教育毛入学率预计在 2019 年达到 50%，也将步入普及化阶段。

第 7 问 **什么是自主型学习、终身学习、学习型社会？**

1. 自主型学习

自主型学习也叫自主性学习，是相对于"被动性学习""机械性学习"和"他主性学习"而言的，自主性学习实际就是学习者能够认知自己的知识、能力等缺陷，根据学习能力、学习动机等要求，积极主动地调整自己的学习策略和努力程度，自主地学习知识和技能、培养能力等的行为。学习主体在学习活动前自己能够确定学习目标、制定学习计划、做好具体的学习准备，在学习活动中能够对学习进展和学习方法做出自我监控、自我反馈和自我调节，在学习活动后能够对学习结果进行自我检查、自我总结、自我评价和自我补救，那么这就是自主型学习。

2. 终身学习

终身学习是指社会成员为适应社会发展和实现个体发展的需要，贯穿于人的一生的，持续的学习过程。即我们所常说的"活到老学到老"或者"学无止境"。终身学习启示我们要树立终身教育思想，使学生学会学习，更重要的是培养学生养成主动、不断探索、自我更新、学以致用和优化知识的良好习惯。终身学习的能力既是社会发展对人的要求，也是教育变革对教师职业角色提出的要求。

3. 学习型社会

学习型社会是 20 世纪 60 年代由美国学者哈钦斯首先提出的。20 世纪 70 年代，联合国教科文组织提出：人类要向着学习化社会前进。此后，许多国家相继开展了学习型社会创建活动。2015年5月23日，国家主席习近平在国际教育信息化大会上，强调建设"人人皆学、处处能学、时时可学"的学习型社会，培养大批创新人才，是人类共同面临的重大课题。

学习型社会是对现代社会发展特征的一种理论描述，就是有相应的机制和手段促进和保障全民学习和终身学习的社会，其基本特征是善于不断学习，形成全民学习、终身学习、积极向上的社会风气。其核心内涵是全民学习、终身学习，就像是坐标上的两个数轴，从两个维度标示了社会成员的学习与其生存、发展的关系。学习型社会是时代发展和社会进步的产物，在信息社会中，随着科学技术的迅速发展，信息与知识的急剧增长，知识更新的周期缩短，创新的频率加快，对人的素质要求提高，人力资源的重要性增强，学习就成为个人、组织以及社会的迫切需要。学习型社会对学习的要求比以往任何时候都更强烈、更持久、更全面，社会成员只有不断地学习，才能应对新的挑战。学习型社会不是自然而然形成的，需要人们根据实践发展的要求，努力建设学习型家庭、学习型组织、学习型企业、学习型社区和学习型城市等。

学习型社会要求学习行为的社会化和普遍化，它包括学习型公民、学习型组织、学习型城市、学习型政党、学习型政府等内容。要求学习行为的持续性和长久性，个人要终身学习和接受教育，企业要不断学习与变革，国家要始终保持竞争的动力和创新的活力。创建学习型社会，要大力加强国家信息网络的建设，改善知识传播的技术条件；创造鼓励学习，促进创新的文化氛围，培育重视知识、重视人才的观念和机制。

第8问 **什么是建构主义？**

建构主义是一种关于知识和学习的理论，强调学习者的主动性，认为学习是学习者基于原有的知识经验生成意义、建构理解的过程，而这一过程常常是在社会文化的互动中完成的。建构主义的提出有着深刻的思想渊源，它具有迥异于传统的学习理论和教学思想，对教学设计具有重要指导价值。在建构主义思想指导下，可以形成一套新的比较有效的认知学习理论，并在此基础上实现较理想的建构主义学习环境。

建构主义学习理论的基本内容可从"学习的含义"（即关于"什么是学习"）与"学习的方法"（即关于"如何进行学习"）这两个方面进行说明。

1.学习的含义

建构主义认为，知识不是通过教师传授得到，而是学习者在一定的情境即社会文化背景下，借助其他人（包括教师和学习伙伴）的帮助，利用必要的学习资料，通过意义建构的方式而获得。由于学习是在一定的情境即社会文化背景下，借助其他人的帮助即通过人际间的协作活动而实现的。因此，建构主义学习理论认为，"情境""协作""会话"和"意义建构"是学习环境中的四大要素或四大属性。

"情境"：学习环境中的情境必须要有利于学生对所学内容的意义建构。这就对教学设计提出了新的要求，也就是说，在建构主义学习环境下，教学设计不仅要考虑教学目标分析，还要考虑有利于学生建构意义情境而创设问题，并把情境创设看作是教学设计最重要的内容之一。

"协作"：协作发生在学习过程的始终。协作对学习资料的搜集与分析、假设的提出与验证、学习成果的评价，直至意义的最终建构均有重要作用。

"会话"：会话是协作过程中不可缺少的环节。学习小组成员之间必须通过会话商讨如何完成规定的学习任务的计划；此外，协作学习过程也是会话过程，在此过程中，每个学习者的思维成果（智慧）为整个学习群体所共享，因此会话是达到意义建构的重要手段之一。

"意义建构"：这是整个学习过程的最终目标。所要建构的意义是指事物的性质、规律以及事物之间的内在联系。在学习过程中帮助学生建构意义就是要帮助学生对当前学习内容所反映的事物的性质、规律，以及该事物与其他事物之间的内在联系达到较深刻的理解。这种理解在大脑中的长期存储形式就是前面提到的"图式"，也就是关于当前所学内容的认知结构。由以上所述的"学习"的含义可知，学习的质量是学习者建构意义能力的函数，而不是学习者重现教师思维过程能力的函数。换句话说，获得知识的多少取决于学习者根据自身经验去建构有关知识的意义的能力，而不取决于学习者记忆和背诵教师讲授内容的能力。

2. 学习的方法

建构主义提倡在教师指导下的、以学习者为中心的学习，也就是说，既强调学习者的认知主体作用，又不忽视教师的指导作用，教师是意义建构的帮助者、促进者，而不是知识的传授者与灌输者。学生是信息加工的主体，是意义的主动建构者，而不是外部刺激的被动接受者和被灌输的对象。学生要成为意义的主动建构者，就要求学生在学习过程中从以下几个方面发挥主体作用：

（1）要用探索法、发现法去建构知识的意义。

（2）在建构意义过程中要求学生主动去搜集并分析有关的信息和资料，对所学习的问题要提出各种假设并努力加以验证。

（3）要把当前学习内容所反映的事物尽量和自己已经知道的事物相联系，并对这种联系加以认真的思考。"联系"与"思考"是意义构建的关键。如果能把联系和思考的过程与协作学习中的协商过程（即交流、讨论的过程）结合起来，则学生建构意义的效率会更高、质量会更好。协商有"自我协商"与"相互协商"（也叫"内部协商"与"社会协商"）两种，自我协商是指自己和自己争辩什么是正确的；相互协商则指学习小组内部相互之间的讨论与辩论。

教师要成为学生建构意义的帮助者，就要求教师在教学过程中从以下几个方面发挥指导作用：

（1）激发学生的学习兴趣，帮助学生形成学习动机。

（2）通过创设符合教学内容要求的情境和提示新旧知识之间联系的线索，帮助学生建构当前所学知识的意义。

（3）为了使意义建构更有效，教师应在可能的条件下组织协作学习（开展讨论与交流），并对协作学习过程进行引导，使之朝着有利于意义建构的方向发展。引导的方法包括：提出适当的问题以引起学生的思考和讨论；在讨论中设法把问题一步步引向深入，以加深学生对所学内容的理解；要启发并引导学生自己去发现规律，自己去纠正和补充错误或片面的认识。

第二节　大学教师的基本要求

第9问　《教师法》的主要内容是什么？

1.教师是履行教育教学职责的专业人员，承担教书育人，培养社会主义事业建设者和接班人，提高民族素质的使命。教师应当忠诚于人民的教育事业。

2. 各级人民政府应当采取措施，加强教师的思想政治教育和业务培训，改善教师的工作条件和生活条件，保障教师的合法权益，提高教师的社会地位。全社会都应当尊重教师。

（摘自《教师法》第一章 总则 第三条和第四条）

3. 教师享有的权利

◆进行教育教学活动，开展教育教学改革和实验；

◆从事科学研究、学术交流，参加专业的学术团体，在学术活动中充分发表意见；

◆指导学生的学习和发展，评定学生的品行和学业成绩；

◆按时获取工资报酬，享受国家规定的福利待遇以及寒暑假期的带薪休假；

◆对学校教育教学、管理工作和教育行政部门的工作提出意见和建议，通过教职工代表大会或者其他形式，参与学校的民主管理；

◆参加进修或者其他方式的培训。

4. 教师履行的义务

◆遵守宪法、法律和职业道德，为人师表；

◆贯彻国家的教育方针，遵守规章制度，执行学校的教学计划，履行教师聘约，完成教育教学工作任务；

◆对学生进行宪法所确定的基本原则的教育和爱国主义、民族团结的教育，法制教育以及思想品德、文化、科学技术教育，组织、带领学生开展有益的社会活动；

◆关心、爱护全体学生，尊重学生人格，促进学生在品德、智力、体质等方面全面发展；

◆制止有害于学生的行为或者其他侵犯学生合法权益的行为，批评和抵制有害于学生健康成长的现象；

◆不断提高思想政治觉悟和教育教学业务水平。

（摘自《教师法》第二章 权利和义务 第七条和第八条）

第10问 大学教师的行为规范主要包括哪些方面？

教师行为规范，主要是师德行为规范，指教师在参与教学活动时，所遵循的行为准则。大学教师行为规范对加强高校师德建设，教师践行社会主义核心价值观，加强自身修养，弘扬高尚师德，提高高等教育质量具有重要现实意义；对于深入开展社会主义荣辱观教育，全面加强学校德育体系建设，提高全民族文明素质也具有广泛的社会意义。

高等学校教师职业道德行为规范如下：

◆爱国守法。热爱祖国，热爱人民，拥护中国共产党领导，拥护中国特色社会主义制度。遵守宪法和法律法规，贯彻党和国家教育方针，依法履行教师职责，维护社会稳定和校园和谐。不得有损害国家利益和不利于学生健康成长的言行。

◆敬业爱生。忠诚人民教育事业，树立崇高职业理想，以人才培养、科学研究、社会服务和文化传承创新为己任。恪尽职守，甘于奉献。终身学习，刻苦钻研。真心关爱学生，严格要求学生，公正对待学生，做学生良师益友。不得损害学生和学校的合法权益。

◆教书育人。坚持育人为本，立德树人。遵循教育规律，实施素质教育。注重学思结合，知行合一，因材施教，不断提高教育质量。严慈相济，教学相长，诲人不倦。尊重学生个性，促进学生全面发展。不拒绝学生的合理要求。不得从事影响教育教学工作的兼职。

◆严谨治学。弘扬科学精神，勇于探索，追求真理，修正错误，精益求精。实事求是，发扬民主，团结合作，协同创新。秉持学术良知，恪守学术规范。尊重他人劳动和学术成果，维护学术自由和学术尊严。诚实守信，力戒浮躁。坚决抵制学术失范和学术不端行为。

◆服务社会。勇担社会责任，为国家富强、民族振兴和人类进步服务。传播优秀文化，普及科学知识。热心公益，服务大众。主动参与社会实践，自觉承担社会义务，积极提供专业服务。坚决反对滥用学术资源和学术影响。

◆为人师表。学为人师，行为世范。淡泊名利，志存高远。树立优良学风教风，以高尚师德、人格魅力和学识风范教育感染学生。模范遵守社会公德，维护社会正义，引领社会风尚。言行雅正，举止文明。自尊自律，清廉从教，以身作则。自觉抵制有损教师职业声誉的行为。

摘自《高等学校教师职业道德行为规范》教人〔2011〕11号

第三节　大学教师的成功要素

第11问　如何才算好的大学教师？

教师是大学的核心和灵魂，大力培养大学优秀教师是提高高等教育教学质量的重要举措。如何成为一名优秀的、受学生喜欢的好老师？一名大学教师的成功要素是什么？关键需要教师立足教学，始终围绕着学生的学习展开。

1. 习近平"好老师"的四有标准

做好老师，要有理想信念。广大教师要始终同党和人民站在一起，自觉做中国特色社会主义的坚定信仰者和忠实实践者，忠诚于党和人民的教育事业。要用好课堂讲坛，用好校园阵地，用自己的行动倡导社会主义核心价值观，用自己的学识、阅历、经验点燃学生对真善美的向往。

做好老师，要有道德情操。老师对学生的影响，离不开老师的学识和能力，更离不开老师为人处世、于国于民、于公于私所持的价值观。老师是学生道德修养的镜子。好老师应该取法乎上、见贤思齐，不断提高道德修养，提升人格品质，并把正确的道德观传授给学生。

做好老师，要有扎实学识。扎实的知识功底、过硬的教学能力、勤勉的教学态度、科学的教学方法是老师的基本素质，其中知识是根本基础。好老师还应该是智慧型老师，具备学习、处世、生活、育人的智慧，能够在各个方面给学生以帮助和指导。

做好老师，要有仁爱之心。爱是教育的灵魂，没有爱就没有教育。好老师要用爱培育爱、激发爱、传播爱，通过真情、真心、真诚拉近同学生的距离，滋润学生的心田。好老师应该把自己的温暖和情感倾注到每一个学生身上，用欣赏增强学生的信心，用信任树立学生的自尊，让每一个学生都健康成长，让每一个学生都享受成功的喜悦。

（摘自 2014 年 12 月《习近平在同北京师范大学师生代表进行座谈会上的讲话》）

2. "好老师"的 12 个特征

◆备课充分

◆态度积极乐观

◆对学生期望值高

◆富有创造力

◆公平对待每位学生

◆平易近人

◆创造归属感

◆富有同情心，关心学生

◆有幽默感

◆尊重学生

◆心胸宽广

◆勇于承认错误

3. 优秀教师的标准

◆对教学有高度的敬业精神。

◆精湛的业务水平和过硬的教学基本功，良好的教学素养。

◆与时俱进更新教育理念、提升教学水平，为创新型人才成长奠定良好基础。

◆激励学生学习兴趣，培养学生独立自主学习的意识和能力。

4. 杰出教师的特质

20世纪80年代，美国肯·贝恩博士通过对美国多所大学不同学科的60多位杰出教师进行长达15年的观察研究，总结他们的宝贵教学经验，最终完成《如何成为卓越的大学教师》一书，书中描述卓越大学教师的教学理念、教学追求、教学方式、教学技巧，以及人才培养过程中教与学的关系，融理论、实践、故事、趣味为一体。书中讲的不是优秀教师干了什么，而是他们为什么这么干，展现他们对教与学关系的理解：教师的教学始终围绕着学生的学习而展开，教的出发点和终极目标都是学。书中杰出大学教师的卓越教学精要凝练为五个方面。

（1）调动学生的内在兴趣，激发学生自主学习的积极性。书中提到学习者有三种类型：深度学习者、策略型学习者、表现型防范者。针对表现型防范者，教师通过精心设计学习任务和目标，帮助他们建立自信。策略型学习者，教师跟他们一起体会回答问题的美，深入追求问题答案的过程体验，而不是求助于竞赛。书中提到学习会经历四种层次：接受型认知、主观认知、程序认知、投入性认知，依次从低发展到最高阶段，杰出教师主张刺激学生，逐步改变他们对知识的观念，对不同层次的学生采取不同的方法，期待学生向最高层次发展。

（2）给学生以更多期待。杰出教师善于寻找和欣赏每一位学生的个人价值，相信学生具备学有所成的能力；他们倾向于给学生设置最高标准，并且对学生达到最高标准表示强烈的信任。杰出教师的信任策略大多是行之有效的。

（3）善于创造自然的批判性学习环境，又注意教学技巧的运用。"自然"就是学生在"无意中"遇到的问题和任务，包含他们正在努力学习的技巧、习惯、态度和信息，这些内容对学生具有吸引力，这些任务能够激发学生好奇心，成为他们的内在兴趣。"批判"就是要求学生以批判态度来思考，以证据来推理，以理智标准检验推理，边思考边做出改进，对别人思想提出探索性的质疑。

（4）对学生显示出强烈的信任和谦卑。杰出教师往往会对学生显示强烈的、成熟的信任。这种关系，使他们认为学生渴望学习，并有能力学习。杰出教师有坚定信念，尊重前人积累学问，从不轻视自己的有限成就，相信持之以恒的毅力，对未知世界有谦卑、畏惧和崇拜之情。

（5）善于恰当地评估学生和自己。杰出的教师善于运用评价帮助学生学习，他们认为学习是一种发展过程，评分排名次不是手段，是与学生沟通的手段，他们的每一种教学行为都以学生为中心，源于对学生学习的关心。

（摘自肯·贝恩著.明廷雄，彭汉良译.如何成为卓越的大学教师.北京：北京大学出版社，2007.）

5.优秀教师

教学观念是教师头脑中所具有的对教学的基本认识、看法与态度，它受制于个人经历，一旦形成难以改变。教学行为又称教学表现、教学绩效，是真实呈现出来的教师活动（如教学组织、教学实施、教学评价等），在一定程度上影射教师的教学观念，也更多受制于教师的知识、技能和能力。教学观念反映教师"如何想"，教学行为则反映教师"如何教"。在对澳大利亚纽卡斯尔大学 8 位教学优秀教师进行的个案研究表明，他们在教学观念和教学行为上表现出共性特征，总体呈现出大学优秀教师的基本教学特征：

◆对教师职业有强烈的归属感与认同感，极为重视教学；

◆优秀教师会以不同方式来处理教学与科研的矛盾，平衡两者或将两者结合起来；

◆优秀教师的教学活动体现出明显的以学生为中心的指导思想；

◆优秀教师善于利用多种来源的反馈信息不断地反思、改进、提升自身教学的质量。

［摘自吕林海，Shen Chen. 大学优秀教师的教学特征及启示
——基于对澳大利亚纽卡斯尔大学 8 位教学优秀教师的
实证研究 . 中国大学教学 .2010（3）：85-89.］

第 12 问 如何提升教师效能感？

1. 什么是教师效能感？

一般教学效能感是指教师对教与学的关系、教师在学生发展中的作用等问题的一般看法和判断。个人教学效能感是指教师对自己影响学生学习行为和学习成绩的能力的主观判断。

2. 如何提高教师效能感？

◆提高自身人格魅力

学生会因教师的人格魅力而喜欢上课，因此培养风趣幽默、平易近人等性格，在教学方法上联系实际，多些生动有趣的环节，通过课间娱乐来建立师生友谊。

◆高效的师生互动

加强师生互动，可以通过师生对话应答、师生课堂协作、课堂小组讨论等多种形式，促进师生之间的情感互动。

◆有效地释放压力

可以通过以下三种途径释放压力。首先，提高自我认同感，要加强对教师职业身份的归属感和身份感；其次，合理安排时间，适当锻炼身体；最后，放松心情，多进行情感交流。

此外，根据社会学"镜中自我理论"和"印象管理理论"，能够恰如其分地照学生这面镜子的教师，是优秀的，懂得展现良好而真实的自我的教师，是值得学生尊敬和喜欢的。

第四节　优秀大学教师的特征

第13问　好的大学教师有哪些特征？

1. 激励性

激励性表现为热情、自信、正能量、信任等方面。教师的激励性会让学生感受到自信，感受到教师对教授行为的喜爱；会使得教师能够全身心地投入到教学过程中去，富有良好的表现力；会得到学生的信任，弘扬正能量，由内而外地去影响学生，激发学生勤奋学习的内因，促进学生的全面发展。

2. 专业品行素养

专业素养：好的教师要有过硬的知识素养与储备，学识渊博才能够做到"讲得出，讲得好"，才能够让学生信任、信服。

职业素养：好的教师同时应该具备教师的职业素养，教师作为教学的设计者与实施者，作为塑造人的工程师，其职业特点要求教师必须具备严肃认真、耐心理解、灵活变通、严谨合理等职业特点。对待教学工作需要严肃认真，面对不同认知水平的学生要能做到耐心理解，根据不同情况的授课对象做到因材施教、灵活变通，在教学过程中面对授课内容要严谨合理。

道德素养："学高为师，身正为范"。教师不仅要有丰富的知识，更要有良好的道德素养。教师的道德观念、标准与品质，对学生有直接的教育和影响作用。教师首先要树立正确的人生观、世界观和价值观，自觉、自律、自强，牢固信念，追求提高，才能够真正做到热爱学生，陶冶学生的情操，推动社会的文明发展。

3. 成功导向型

成功导向型的教师对自己和学生都会有很高的成功期望。对自己的高标准要求会表现在充分的备课，高效地利用时间，及时跟学生进行交流等各个方面；对学生的高期望要求表现在教学过程有清晰的目标、有中心、有计划、有组织，以及对学生不断地支持与鼓励，能够给予学生大量的反馈信息，能够通过不同的路径将学生引向成功。

第14问 如何成为好的大学教师？

好的教师需要具备激励性、良好的专业品行素养、成功导向型等一系列特征，这些特征绝不是天生就能够拥有的，需要教师在自己的执教过程中不断地去学习、改进和塑造。

然而，对自身行为或性格特征做出改变的内在动力，却源于自身对人生观、世界观和价值观的认知。由于每个人的性格特点、成长阅历不同，对于价值的根本认知也会有所不同。美国心理学家对分开抚养的同卵双胞胎做过调查研究，研究结果显示，性格中约百分之五十是基因决定的，而另外就是在后天环境影响下，随着个人成长而塑造和完善的。在人生观、世界观和价值观的形成过程中，后天的环境影响作用更加突出，由此可见，没有人天生就是好的教师，在成长为好教师的过程中需要不断地约束自身、完善自我、勇于挑战、甘于奉献。而做出以上改变的内在动力源于自身的价值观念，价值观决定着人们的行为取向，指导着人们的生活。所以，以群体和他人为中心的社会性价值观，以及以知识和真理为中心的理性价值观的人群更易成为优秀的教师。

第五节　大学生对教学的期望

一般来说，学生是教学的预期受益者。学生对教学的期望是教师教学的最终影响因素，只有这样教学才不是"不管结果如何的知识灌输"，而是一种"帮助学生学习的活动"。研究证明学生对教学的期望是稳定的、可以预测的，具体来说，可分为学生喜欢什么样的教学和厌恶什么样的教学两个方面。

第15问　大学生喜欢什么样的教学？

1. 有设计的符合专业实际的教学

◆教师具有某一学科的专业知识；

◆教师能够使学生理解学科的基本原则；

◆教师采用简明扼要的语言进行教学；

◆教师能够清晰、有逻辑地呈现材料；

◆学生能清晰地听到教师讲解的内容；

◆教师能保持课程的连续性；

◆教师经常举例说明学科理论的实际应用。

2. 有专业的帮助学生学习的教学

◆教师能使得材料易理解，且意味深长；

◆教师在授课过程中，采用合理的教学步骤；

◆教师不照本宣科，在教学过程中会拓展教科书中未提到的内容；

◆学生欣赏纵观全局的授课，即后面的讲课能与之前的讲课或整个课程联系起来；

◆学生喜欢有现实意义，与其密切相关的授课。

3. 有爱心的促进教学相长的教学

◆教师对学生的批评是建设性的，有益于学生的改进；

◆教师事先做好计划，防止在学期结束时因教材过难而产生慌乱；

◆教师布置的作业量与学分一致，不随意增加作业或改变截止日期；

◆教师不会因一次考试或一次作业来给学生评分。

第 16 问 **大学生不喜欢什么样的教学？**

1. 缺乏专业知识的教学

◆教师未能及时更正或更新教案，每个学期都以同样的方式讲授着同样的内容，内容可能过时或不完整；

◆学生不喜欢形式单一、缺少插图和范例，枯燥乏味的讲课；

◆学生普遍会抱怨客座教授的演讲，往往与专业、课程没有直接的联系；

◆有些课程不过是有点深度的调查，过于刻板，且不严谨、系统；

◆教师未能指出本课程应该掌握的专业知识，考试试卷与其布置的作业和讲课内容无关。

2. 缺乏教学能力的教学

◆教师想当然地认为学生已经具有掌握学科内容的动机；

◆教师想当然地认为学生已经拥有成功学习某门课程的背景知识；

◆教师过快地呈现教学材料，不能根据学生记笔记的速度调整教学步调；

◆教师要求学生对学科知识的理解借鉴自己的观点，并用考试来保证学生服从自己的观点；

◆教师的PPT讲稿布满了密密麻麻、难以看清的文字，或者播放时间太短，学生来不及了解其中的信息；

◆教师事先未做好准备，讨论处于无序状态，学生不能理解教师讲了些什么；

◆教学没有激情，讲课单调乏味，不能清晰地阐述教学内容；

◆教师对学生做长篇大论，其中不做任何停顿。

3.缺乏敬业爱心的教学

◆教师上课迟到甚至缺席，且事先没有通知或道歉，但是却因学生的迟到或缺席而惩罚学生；

◆教师表现得过于自我，不能与学生建立关系，也未能表现出对学生个体的兴趣；

◆教师似乎是无法接近的，不与学生交流，办公时间不在办公室里，在课堂之外的时间也对学生没有任何帮助；

◆教师声称欢迎学生提问，但是不给学生提问的时间，甚至取笑提问的学生；

◆教师事先未做好计划，在规定最后期限和布置作业时，没有考虑周全发生的特殊事件；

◆教师布置的作业量与学分不一致，教师认为自己的课是学生所学课程中最重要的；

◆教师未能及时返还学生的试卷和论文，不愿接受学生迟交的作业；

◆教师的讲授中有亵渎的语言，如性别、贫富歧视等；

◆教师偏心眼，特别关照某些学生。

第六节　教师的角色

第 17 问　对于教师来说最重要的角色是什么？

教师的职业角色

◆传道者角色。教师负有传递社会道德传统、价值观念的使命。

◆授业，解惑者角色。教师以特定的方法将知识经验、技能传授给年轻一代，并帮助他们解除学习中的困惑，启发他们的智慧。

◆示范者角色。教师的言行是学生学习和模仿的榜样。

◆管理者角色。教师是学校教育教学活动的组织者和管理者，肩负着教育教学管理的责任。

◆朋友角色。教师往往被学生视为自己的父母或朋友。

◆研究者角色。教师要以一种变化发展的态度来对待自己的工作对象和工作内容，要不断学习、不断反思、不断创新。

根据教师的职业角色特点，教师最重要的角色是授业解惑者的角色。教师要根据教学目标和学生的特点因材施教，设计教学过程，选用教学方法，完成教学目标，形成教学评价。而根据教育的社会职能，教师最重要的角色是传道者的角色，教师所承担的社会责任决定了教师的"社会代言人"角色。在教学方法与教学手段迅猛发展的当代社会，教师作为唯一信息源的作用减少，更加突出了教师传道者、引导者的功能。教师在文化传递、价值观引导等方面的角色始终是不可替代的。

第18问 如何平衡研究和教学的关系？

1. 教学与科研既对立又统一

目前高校对教师的绩效评定更多倾向于科研，激励机制决定了行为取舍，造成一些教师的精力集中在科研工作上，而忽略了教学水平的提升和教学方法的改进。教师的精力和时间有限，同时兼顾教学与科研工作看似是矛盾的。但实际上，教学与科研的良性发展其实是相辅相成、相互促进的。通过教学工作能够启发教师不断地发现问题，进行科学研究，然后促进教学质量的提升。

2. 教学科研的协调平衡

教学是科研的前提与基础，科研是促进教学质量的保障。教学没有科研作为指导，就会迷失方向，科研没有教学作为基础，就会失去研究的价值。因此优秀的教师需要更新观念，增强科研促教的意识，坚持面向教学搞科研，能够真正做到用科研成果指导教学实践。作为教学管理者，同样应该健全教学与科研的管理机制，实现教学、科研的协调平衡发展。

第19问 如何处理与同事之间的关系？

1. 服务大局

在学校工作中，每个教师分工不同，但都应该以主人翁的态度，树立"与学校共发展"的观念，工作中能够理性对待同事之间的关系，在工作中不以个人得失作为评判标准，多以学校与部门的发展需要作为工作标尺。增强群体优势，确保学校工作的顺利开展。

2. 不忘初心，坚守底线

教师是人类灵魂的工程师，在工作过程中，涉及很多问题时须坚守底线。认真学习理论，树立正确的人生观，认识人与人之间的正确关系。在与同事加强沟通，增进联系的同时，正确处理合作与竞争的关系，要以学校和部门的发展、教师集体的团结、教学质量的提高、学生水平的提升作为心中的标杆，严以律己，宽以待人，"新敬老、老爱新"，尊重每一位同事，形成相互促进、相互认可与学习的良好氛围。

第七节　教学伦理标准

教学是一种社会事业，和其他社会活动一样，同样应受到公正、互惠等规范的引导和约束。教学伦理是教学的一种品性，教学本身应当是符合道德的。而教学之所以具有伦理性，是因为其育人的本质，教学伦理的探讨，必须是使教学回归到育人的本质上来，重现教学本真的状态。

第20问 教学伦理讨论哪些问题？

1. 教师必须鼓励学生探索知识，并在他们自由探索的过程中提供各种帮助

教学理所当然经常会涉及对易混淆事实和有争议理论进行介绍。这些理论常常会让学生感到困惑，在这种情况下，学生极其需要一位优秀教师的引导。对于易混淆的概念，教师不能拒绝向学生解释。当问题与学生有相关性时，他们应进行充分的、客观的讨论，从而使学生在面对这些问题时能够根据自己的情况做出正确的理解。然而，对于某些观点的陈述学生可能很难接受，这需要教师在尊重学生个人价值的基础上巧妙地陈述。

2. 一门学科必须采取不同方法呈现，以此来鼓励学生学习相关的事实并得出自己的结论

鼓励学生对不同的方法自由地表达批评或支持的观点，这对于学生的个人发展和学科领域的发展都是很重要的。教师在试图向学生做一个易理解的、有趣的学科知识的报告时，教师不应为了考虑公众的要求而牺牲报告的科学性、严谨性。

3. 教师应尊重学生的隐私权

教师不应要求学生提供他们希望保留的信息，教师也不应披露学生要教师为他们保密的消息。

4. 教学活动应该符合学生利益

教学中，只有在活动设计是有利于学生的时候，教师才能向学生提出要求，其他与课程目标没有关系时，即使对学生可能有一定价值，教师也只能让学生自愿参与。教师在研究过程中，利用学生以获得研究数据，或者无偿帮助教师做自己的工作，是不合伦理的。

5. 教师如果意识到学生有适应障碍，需要咨询或心理治疗，教师应该帮助学生找到这些服务

当学生需要帮助，又没有可用的咨询机构时，未受过临床心理咨询训练的老师应向学生提供及时的帮助作为权宜之计。在做这些工作的时候，教师应向学生指出，自己并不是一个经过训练的咨询师或临床心理学家，这么做只是出于对学生的关心。教师不应和学生建立收费性的咨询关系。

第21问 教学伦理的标准有哪些？

◆教师应在学生面前保持良好的学术标准和伦理标准。

◆教师应尊重学生个体并承担起相应的智力引导者和咨询者的角色。

◆教师应尽一切努力追求学术诚信，避免"口头剽窃"，即在演讲或教学中把别人的观点或发现当作自己的。

◆教师应确保他们对学生的评价反映了学生的真正优点。教师对学生的评价应建立在学业成绩的基础上，不应受与学业成绩无关因素的影响，如性别、种族、宗教信仰。学生的学业成绩必须以学术为标准。

◆教师应尊重师生之间的亲密关系。

◆教师不应剥削、侵扰和歧视学生，对学生做出不公正的评价。

◆教师应承认学生在学术上给予的重大帮助。教师不应将学生的观点占为己有。

◆教师应保护学生的学术自由。无论是在课堂上还是在会议上，教师应鼓励学生自由探索、自由讨论、自由表达。

◆教师应公平对待学生。

◆教师应该充分备课，不应总是讲授与学科知识无关的内容，也不能不讲授学生提到的或教师们公认的学科知识。

◆教师不应体罚或威胁学生。

◆教师应鼓励学生提问，而不是阻止学生提问。

◆学生应有在课堂之外接触教师的机会。

◆教师不应迟到或缺席，当学生迟到时，将学生拒之门外不是处理学生迟到的好方法。

◆在课堂上，教师不应对同事做出负面评价，也不宜批评其他学科的教师。

第二章 准备教学

第一节　教学计划

第22问　为什么要编写培养方案？

1. 什么是培养方案？

◆培养方案是国家教育行政部门根据一定的教育目标和培养目标制定的各级各类学校教学和教育工作的指导性文件。（袁彬．教育大辞典．3卷．上海：上海教育出版社．1991.）

◆教学计划是学校教育课程的总体规划，它不仅是课程的具体表现形式之一，而且是课程的重要内容。

2. 培养方案在人才培养模式中的作用

培养过程是人才培养模式诸多要素中最关键的一个要素，教育思想、办学理念、人才培养目标、专业设置、专业培养方案、课程体系、计划培养途径等，均要落实在人才培养过程之中。而在人才培养过程中，教学计划又是最核心的要素，它是人才培养过程的实体化内容和物化形态。

首先，教学计划是专业设置基础上的教学过程规划，也是反映和实现专业培养目标的具体实施方案。专业设置是高等教育部门根据学科发展和产业结构需要设置的学科门类，是人才培养模式的重要构成要素。它规定着专业的划分及名称，反映着培养人才的业务规格和就业方向，通常包括设置口径、设置方向、设置时间和空间等内容。设置口径是指划分专业时所规定的主干学科或主要学科基础及业务范围的覆盖面；设置方向是指在专业口径之内是否分化专攻方向以及分化多少；设置时间和空间是指专业设置的早晚、松紧和弹性与灵活性。教学计划是在学科专业基础上制订的，但又是实现学科专业设置目标的具体实施计划。它反映着专业目标的贯彻实施程度，并制约着专业方向的分化程度。

其次，教学计划是人才培养途径的具体规划和组织实施的制度保障。人才培养途径是指人才培养活动所借助的载体，通常包括基本途径、综合途径、教学途径和非教学途径等。基本途径就是普遍认同和采纳的课程教学、科学研究和实践教学；综合途径就是按照"产学研结合"思路形成的"一体化"培养途径；非教学途径是对正常教学活动而言的，主要包括一切被称之为"隐形课程"的教育环境及教育活动，比如校园文化、社会实践、课余活动等。人才培养途径中的"基本途径"和一定程度范围的综合途径与教学途径，均是通过教学计划的方式加以规定，并通过计划制度的方式加以保证，所以，教学计划是人才培养途径的具体规划和制度保障。

再次，教学计划是课程体系整合优化和安排教学内容、教学进程的规范性文件。课程体系是教学内容按一定的程序组织起来的系统，是教学内容及其进程的总和，是人才培养活动的载体，也是培养过程的核心环节。衡量课程体系构造形态的指标主要有课程体系的总量与课程类型、课程体系的综合化程度、结构的平衡性、设置机动性和发展的灵活性等。这一切均要通过教学计划这一形式加以安排，并付诸实施和适时调整。

最后，教学计划是人才培养方案的实体化内容。培养方案是指人才培养模式的实践化形式，主要包括培养目标的定位、教学计划和非教学途径的安排等。

第 23 问　如何制定教学目标？

1. 课程计划前要考虑以下具体目标

◆学生从这门课程中要学习的最重要信息是什么？事实性知识或其他种类知识。

◆学生在学习课程之后应该了解的最重要的观点是什么？理论、方法、视角或领域中广泛的其他话题。

◆学生在课程学习中应该发展起来的最重要的技能是什么？实验室技能、问题解决技能、创造性技能、写作技能等。

有的教师还会问自己，学生在课程中应该发展出什么样的态度，如对专业的热爱、对教材的批判性和质疑的立场，或是对文化性差异的正确认识。

2. 确定教学目标要考虑的情况和资源

确定教学目标并不是一个简单任务，教学目标来自对学科内容的认真考虑，来自于对学生和学科的理解。教师应该依据广泛的资源来确定教学目标，包括：

◆你和你的同事所具有的专业知识、技能和态度；

◆希望学生掌握的思考方式和问题解决能力；

◆学生的兴趣、需要和特征；

◆学科内容，如印刷文献（尤其是适合的教材）所反映出来的内容；

◆社会需求；

◆专业认证权威机构的要求；

◆院系的培养目标或教学目标。

3. 教学目标的写法

课程的教学意向通常通过教学目的或教学目标表达出来。教学目的反映教师的教学方向，是意图的概括性陈述。教学目标则是更为具体的表述，描述课堂学习结果，学生学完后应该能做什么。如：

◆了解该学科的基本术语（一般学科目标）；

◆根据问诊、检查及治疗书写完整病历（中医学）；

◆了解决策的重要性和作用（管理学）；

◆建立通过实证研究追求"真理"的兴趣（一般态度目标）；

◆激发对信息技术的求知欲，形成主动参与信息活动的态度（信息学）。

每个例子中，教学目标都包含了要求学生表现出某种行为的陈述。现在，如果你再看一遍这些教学目标，你会注意到它们每个都表述了不同种类的行为。第一、三个教学目标可以归为知识目标，第二个是技能目标，第四、五个是态度目标。

三个广义的目标分类——知识、技能和态度，常常用来给目标分组，历来的文献中对每一类都有不同的阐述，比如就知识目标而言，最通用的是布鲁姆的认知技能分类（bloom's taxonomy）。

教学目标的详细程度具体要看这个目标的使用目的。设计一门课程的时候，其教学目标应该比课程中一段特定的教学时期的教学目标更具概括性。课程教学目标要简单、清晰、直接，能清晰地表达出你的意图。表 2-1 是六周的临床技能课教学目标，用于 9~10 人一组的五年制学生。虽然这些教学目标涉及广泛，但是足够详细，能够服务于课程计划的目的，能够清晰地向学生传达课程的意图。

表 2-1　临床技能课的课程计划表（目标）

目标	教学活动	评价
1. 学会写理解性病历		
2. 能够执行一个完整的外科检查		
3. 学会写详细病历和检查报告		
4. 能够确定诊断和治疗方案		
5. 学会与患者保持良好的联系		
6. 提高了对药物和手术的认知		

第 24 问　如何根据教学目标确定教学活动和教学方法？

使用的教学方法不仅要让教学目标能够被学生意识到，而且要反映出课程设计的取向。如果你的课程目标主要是传递内容，那么你的教学法主要是讲解、指定阅读并设计一些问题和练习；如果你的课程目标是促进学生的智力和个性发展，小组教学和个人指导可能是主要的教学方法。对教学方法的选择受一些主观因素的影响，其中最重要的有：

◆你自己使用不同教学方法的经验；

◆你进行尝试的意愿；

◆你可以用来支持该教学方法的资源；

◆学生的水平和能力。

除了这些，我们还希望你能够考虑一个重要的方面。课堂常常是通过对学科问题进行越来越深入的揭示而构建起来的。如，第一年早期的时候，可能会把重点放在基本的原理和概念。其后，学科内容可能会变得更加复杂，对学生的要求更高。后期的教学方法可能需要更高的智力表现或个人投入。

高等教育中经常采用的教学方法有很多，比如演讲、小组教学、实验教学等。其他可用的还有现场实习、同辈教学（peer

learning）以及大量的模拟教学技术。需要牢记的是，学生的许多学习活动是在没有教师的情况下发生的。因此，需要学会留出恰当的空间进行独立学习。

通过临床技能课的课程计划表（表2-2），结合表2-1，能够看出教学活动设计的过程。

表 2-2　临床技能课的课程计划表（教学活动）

目标	教学活动	评价
课程完成后，学生能够：		
1. 写理解性病历	◆在实习课中观看接见患者的视频	
2. 执行一个完整的外科检查	◆观看视频 ◆在实习中接见患者 ◆病房实习 ◆在住院医师的指导下轮流到各个科室进行病房实习	
3. 写详细病历和检查报告	◆观看视频 ◆为病房患者写病历 ◆在实习医师的指导下检查并讨论写下的病历	
4. 确定诊断和治疗方案	◆基于问题的大组讨论 ◆回顾记录的病历	
5. 与患者保持良好的联系	◆在实习期间回顾接见患者的视频	
6. 提高了对药物和手术的认知	◆独立学习 ◆准备要演示的案例 ◆基于计算机的自我测验	

设计课程时，我们了解到许多学生在病历记录和外科检查技能方面比较薄弱，因此决定将教师的时间主要放在达成前两个目标上。最合适的教学方法显然是对学生的反馈进行直接观察，由于这个方法非常消耗时间，我们选择了实习医生指导制度，在一个课程中一个教师仅负责3个学生。而且，还给学生提供病房实践机会，动员住院医师为学生提供相关领域内更深入的帮助和指

导。在教师的分配上也体现了第六个目标（提高他们对药物和手术的认知）。课程设计也包括期待学生承担学习的责任，能够自己完成更多学习活动。课程设计中还准备了多种自我指导的资料，并通过整合其他的教学技术达成其他的目标。

第25问 **如何根据教学目标确定教学评价方法？**

将评价方法与教学目标匹配同样非常重要。如果不能做到，课程往往无法达成期望。教学评价和教学目标的错位可能会使学生的学习严重偏航。

在设计课程的时候，小心区分两种评价很重要。一种评价主要用来给学生提供反馈（形成性评价）。另一种评价主要用来评价学生的能力，并服务于评定等级的目的（总结性评价）。

表2-3是临床技能课程计划案例。由于课程结束的时候没有正式的考试要求，主要设计的都是形成性评价活动。当实习指导教师和其他教师观察到学生各方面的表现后，总结性评价会在课程的最后两周举行。在其他课程中，我们可能会使用书面测验来评价课程各部分内容的掌握情况，而本设计中，对学习的评价很大程度都留给了学生自己去做。

表2-3　临床技能课的课程计划表（评价）

目标	教学活动	评价
课程完成后，学生能够：		
1.写理解性病历	◆在实习课中观看接见患者的视频	◆课程中通过学生观看视频后做出的病历记录给出评价（形成性） ◆课程结束的时候，根据学生观看视频后做出的病历记录给出评价（总结性）

续表

目标	教学活动	评价
2. 执行一个完整的外科检查	◆观看视频 ◆在实习中接见患者 ◆病房实习 ◆在住院医师的指导下轮流到各个科室进行病房实习	◆课程中直接观察（形成性） ◆课程结束的时候直接观察（总结性）
3. 写详细病历和检查报告	◆观看视频 ◆为病房患者写病历 ◆在实习医师的指导下检查并讨论写下的病历	◆课程中对写出的病历进行评分和讨论（形成性） ◆课程结束的时候对写下的病历进行评分和讨论（总结性）
4. 确定诊断和治疗方案	◆基于问题的大组讨论 ◆回顾记录的病历	◆在小组中的表现（总结性）
5. 与患者保持良好的联系	◆在实习期间回顾接见患者的视频	◆在课程中对视频进行评价（形成性与总结性）
6. 表现出提高了对药物和手术的认知	◆独立学习 ◆准备要演示的案例 ◆基于计算机的自我测验	◆自测 ◆基于计算机的自我测验（形成性）

第 26 问　如何根据课程计划组织课程？

　　课程计划表中列出来的教学目标、教学方法和教学评价可能与实际日程活动并不一一对应。对于课程计划还需要做一些调整。首先，应该将相关的目标和教学活动编组（在我们一直列举的这个例子中，目标 1~3 就是一组，它们很大程度上需要通过实习课来达成）。其次，教学活动应该有一个排序，虽然不同的教师有不同的排序，如学期、教学条件等。但是也要遵循教育的基本规律，包括：

　　◆从学生已学过的知识引申到新知识；

　　◆从具体的经验到抽象的理论；

　　◆按照事物的逻辑和历史发展；

◆重要的主题或概念;

◆从不常见的、新奇的或复杂的特定情境和现象出发,引导学生逐步理解。

第27问 课程设计还需要考虑哪些因素?

课程设计还有其他一些需要考虑的重要因素,这里仅对其进行简单描述,因为它们很大程度上依赖于特定条件下的管理安排。在计划课程的时候,还需要考虑以下内容:

◆管理责任:课程协调很重要,制定课程计划的人有责任协调相关教师、学生、教学活动、教学评价和教学资源使用的日程。

◆时间安排:很多课程目标太大,需要在合理的时间外投入更多(常常需要学生投入更多时间)来完成。这个问题在部分大班教学中尤为突出。分配时间时,教师可能需要考虑所有可用和不可用的时间,以及花在这门课上的时间如何分配。相对来说,用整块的时间段来集中处理特定的话题比较好。

◆教室、实验室和设备的分配:课程的成功也建立在对资源的细致分配上。分配的程序应该多样化,但是需要让所有冲突的资源能够尽早得到处理,以保证教学有序进行。

◆技术与后勤支持:不管是单独课程还是小组课程,都需要课程支持。可能是准备简单的课程讲义或试卷的打字服务,或者是多媒体技术人员、实验室管理员或计算机程序员的帮助。在课程计划的阶段必须要考虑所需要的支持能否得到保障。

第28问 如何通过课程评价提高课程计划质量?

许多教师可能觉得在课程计划部分谈课程评价有些不合理,

认为这一活动应该是在课程结束之后进行。但是在教学的过程中，教师应该不断评价自己的教学活动，以及课程设计和计划实践结果的情况。通过评价反思，对教学计划再做调整和改善。

课程评价的正确执行不只是在课程结束的时候给学生发放问卷。做什么评价活动取决于你希望发现什么，通过获取课程或教学信息，以便做出判断或决定。周密的课程计划和课程修订一般需要三个不同方面的信息。

◆学习者和环境评价：不能把问题或错误不公平地归咎于教师。在评价中，需要考虑一些相关因素，如其他相关课程、学生进入课程时的能力情况或学习特征、可用的资源和设备，以及课程的整体设计和计划安排。可以利用的主要信息资源是课程的文档、学生的记录等。

◆过程评价：关注的是讲授、学习、评价和管理的过程。这里可以征求学生的意见，因为他们是经历整个教学过程的人。可以考虑使用问卷、意见征集、访谈和讨论等方法。

◆产出评价：了解学生在课程结束时的收获。通常可以通过浏览评价的结果来判断学生是否达到了课程明确表达的或隐含的期望。通过观察某些方面的行为并与学生展开讨论，帮助确定他们对所教授课程的态度。

在所有的教学评价中，可以使用的信息来源有很多，可以使用的方法也有多种。

第二节　课程内容与教材的选择

第29问 **课程内容的选择要符合哪些标准？**

课程内容是一个广泛的概念，包括所有与课程相关的，与学生和教师经验相关的知识、技能、态度。课程的内容应该尽量清晰，但这一点并不容易做到。以下有一些不同的内容选择标准可供参考。

◆哲学取向标准。这些标准关注理论、方法论、价值方面的教学意向。如课程内容应该是提高学生智能发展的方法。仅仅考虑专业性的内容在大学教育中是不够的，课程内容还应该包括道德和价值方面的考虑。课程内容应该有益于对知识的深入而不是肤浅理解。

◆专业要求标准。这些标准认为，课程要清晰地反映出实践中需要具备的方法要求和专业要求。课程内容必须提供进入一个领域的理论和实践经验，应该包括对职业规则的关注。

◆教育心理学标准。这些标准认为，课程内容应该经过细致整合，避免形成知识碎片，导致学生丧失"深入"学习的机会。课程内容的选择要提供发展高阶思维技能的机会，如推理、问题解决、批判性思维以及创造。课程内容应该与具体过程活动相关，有助于学生态度和价值的发展。

◆可用性标准。这些标准关心教学等方面的可行性，与资源方面的考虑相关。在缺乏合适的选择材料时，课程内容应该从一两本主要的教材产生。课程的内容会受到一些"关键"教学资源可用性的影响，如图书馆资源、计算机设备、人群、物理环境等。

第30问 如何选择教材？

选择教材必须考虑以下一些问题：

1. 教材选用原则

◆优先选用国家级规划教材，教育部各教学指导委员会推荐、指定教材，或获省部级以上优秀教材奖的教材；

◆鼓励选用近3年出版的新教材或修订版教材；

◆积极选用先进的、能反映学科发展前沿的外文原版教材或高质量的电子教材；

◆对确属教学必需，并与教材配套的高质量教学参考书、教学辅助资料的选用，应从严掌握。

2. 教材选用标准

选用教材必须以质量为标准。

◆选用的教材必须符合社会主义市场经济建设、社会发展和科技进步对人才培养的需要，运用辩证唯物主义和历史唯物主义的方法，全面、准确地阐述本学科的基本理论、基本知识和基本技能。

◆选用的教材必须符合本专业人才培养目标及课程教学的要求，取材合适，深度适宜，容量恰当，符合认知规律，富有启发性，有利于激发学生学习兴趣，有利于学生知识、能力和素质的培养。

◆选用的教材应体现科学性、先进性和适用性的有机统一，能反映本学科国内外科学研究和教学研究的先进成果，正确阐述本学科的科学理论，完整表达课程应包含的知识，结构严谨，理论联系实际，具有学科发展上的先进性和教学上的适用性。

◆选用的教材应文字精练，语言流畅，文图配合恰当，图表清晰准确，符号、计量单位符合国家标准。加工、设计、印刷、装帧水平高，价格合理。

第三节 教学文件的撰写与意义

第31问 **教学大纲的作用及意义**

教学大纲是指每门学科的教学纲要，包括教学目的、教学要求、教学内容，以及讲授、实习、实验、作业的时数分配等，是根据教学计划，以纲要形式规定一门课程教学内容的文件。其中包括这门课程的教学目的、任务，教学内容的范围、深度和结构、教学进度，以及教学法上的基本要求等。有的教学大纲还包括参考书目、教学仪器、直观教具等。列入教学大纲的教材的广度和深度，一般应是学生必须达到的最低标准。

1. 基本作用及意义

◆教学大纲是根据学科内容及其体系和教学计划的要求编写的学科教学指导性文件。它以纲要的形式规定了课程的教学目的、任务；知识、技能的范围、深度与体系结构；教学进度和教学法的基本要求。

◆教学大纲是编写教科书和教师进行教学的主要依据。教科书的编写和教师必须全面彻底地领会教学大纲的内容、体系和精神实质，按照大纲编写教材和进行教学。

◆教学大纲不仅是讲授大纲，还是指导学生自学和培养学生能力的纲要。

◆教学大纲是衡量各学科教学质量的重要标准，是检查学生学业成绩和评估教师教学质量的重要准则。

2. 基本结构

高等学校专业教学计划的结构包括专业培养目标、学习年限和学年编制、课程设置及其主要教学形式和学时（学分）分配、各种教学活动、总学时（学分）数与每学期学时（学分）数以及周学时数等。从形式上看，教学大纲的结构一般分为三个部分，即说明部分、正文部分和附录。

◆说明部分。扼要说明本学科在本专业开设的意义，教学的目的、任务和指导思想，提出教材选编的原则以及对教育方法的建议等。这部分明确了本学科的教学指导思想，为理解大纲、选择教科书和具体教学内容提供指导性意见。

◆正文部分。大纲正文是对教学基本内容所作的规定，是大纲的主体部分，反映教学内容基本结构及其主要教学形式，它是以学科的科学体系为基础，结合教学的特点，确定各章、节的基本内容、重点和难点，并能反映出本学科的新成就和学科发展方向；同时要提出本门课程教学组织实施的原则和学时数，并分列讲授课、习题课/练习、实验课及其他实践性教学环节等的教学时数的分配。总之，正文部分反映了该课程的主线、知识结构以及实施环节。

◆附录。大纲本文还应把该门课程有关章节的实验、实习或其他作业题目规定下来；介绍各篇章的教科书、参考书或其他参考资料和文献，学生课外活动以及必要的教学设备等。

3. 示例

×××× 课程教学大纲（小二号黑体）	
课程名称：	课程类别：
课程学时：	课程学分：
开课单位：	课程负责人：
先修课程：	考核方式：
适用专业：	

一、课程简介（小四号黑体）

　　正文：200 字左右。

　　格式：五号宋体，1.5 倍行距。

　　内容要求：原大纲前言介绍中部分内容。

二、教学目标与基本要求（小四号黑体）

　　正文内容要求：原总要求 + 实践技能、素质教育与创新能力培养的要求。

　　格式：五号宋体，1.5 倍行距。

三、教学内容与学时分配（小四号黑体）

（一）教学内容

　　参照原大纲"教学要求及内容"部分，即包括教学内容、目的要求、重点难点及能力培养目标。

　　格式：五号宋体，1.5 倍行距。

例：

绪论（宋体加粗五号字）

【教学内容】

　　1.××××××××××××××××。

　　2.××××××××××××××××××××××。

【目的要求】

　　1.×××××××××××××××。

　　2.××××××××××××××××××××××。

【重点难点】

　　1.××××××××××××。

　　2.××××××××××××××××××××××。

【能力培养目标】

　　1.××××××××××××××。

　　2.××××××××××××××××××××××。

第一章　××××××（宋体加粗五号字）

【教学内容】

　　1.×××××××××××××××。

　　2.××××××××××××××××××××××。

【目的要求】

　　1.×××××××××××××××。

　　2.××××××××××××××××××××××。

【重点难点】

　　1.×××××××××××。

　　2.××××××××××××××××××××××。

【能力培养目标】

　　1.×××××××××××××××。

　　2.××××××××××××××××××××××××。

（二）学时分配

　　共××学时，理论教学××学时，实践、讨论××学时，自主性学习××学时。

序号	章节	教学内容	学时数	备注

　　格式：五号宋体，1.5倍行距。

四、教学方法及手段（小四号黑体）

　　内容要求：要与教学目标统一，系统介绍课堂教学中的方法及其目的，并包含现代化教学手段。

　　格式：五号宋体，1.5倍行距。

五、实验或上机内容（小四号黑体）

　　实验一：包括实验项目名称、学时、实验目的、实验内容、实验方法及原理、实验类型（演示性、验证性、综合性、设计性）。

　　实验二：××××××××××××××。

　　实验三：××××××××××××××。

　　格式：五号宋体，1.5倍行距。

六、考核方式、成绩评定及评价方法（小四号黑体）

　　格式：五号宋体，1.5倍行距。

七、教材及主要参考资料（小四号黑体）

　　正文格式：五号宋体，1.5倍行距。

例：1.教材

　　格式：[序号]作者.教材名称，出版社，出版日期

　　2.参考资源

　　（1）电子资源

　　　　①×××××××××××××。

　　　　②××××××××××××××。

　　可列出课程教学网站、教学参考网站等。

　　（2）参考书目

　　　　①作者.教材名称，出版社，出版日期

　　　　②××××××××××××××。

撰写人：　　　　　　　　　　　　　　　审核人：

第32问 教学进度制定的原则与主要问题是什么？

教学进度是完成教学计划、落实教学大纲要求、安排学期授课内容以及主要教学方式和手段的主体计划，是保证教学质量的重要文件。

1. 教学进度制定的原则

◆在制定理论教学进度计划前，任课教师必须做好调查研究，了解学生已有基础及相关课程的学习情况，同时要充分了解本课程在该专业中的地位、作用与要求。

◆任课教师应根据"教学大纲""教学任务书""校历"等有关文件，在上学期结束之前完成下学期授课计划的编写工作。

2. 教学进度制定的主要问题

◆周次，应根据校历安排的周次填写。

◆教学形式应注明讲授、实验、实训、讨论或习题课等。

◆根据教学任务书及具体进度安排，写明课程总学时（总教学时数应符合教学计划规定和本学期的教学进程），如该课程延续上学期或下学期待续，应分别写明已完成课时、本学期学时和剩余学时。

◆学期授课进度经教研室主任和系（部）主任审批，再报教务处审批后执行。学期授课进度一经批准，原则上不得随意变更。主讲教师如要对学期授课进度进行部分改动时，需经教研室主任批准。如做重大变动，需经系（部）主任批准，并报教务处备案。

◆主讲教师必须根据学期授课进度，在每次上课前制定指导课堂教学活动的课时授课计划。

3. 示例

第一页

甘肃中医药大学

_____~_____学年第_____学期教学进度计划表

_____专业（本科、专科、高职）_____级_____班：人数_____人

课程名称_____ 课程负责教师_____ 职称_____

主讲教师1_____ 职称_____ 理论学时_____ 实践学时_____×__1__组

合计：总学时_____ 理论学时_____ 实践学时_____×_____组

日期	周次	理论授课内容（章节和题目）	学时	理论授课教师职称	实践项目名称	学时	分组	实践授课教师职称	实验技术人员称职	备注（实验、见习、实训）

注：此表一式五份，经教研室、系部及教务处审核后，分别由教师、教研室及所在

第二页

日期	周次	理论授课内容（章节和题目）	学时	理论授课教师职称	实践项目名称	学时	分组	实践授课教师职称	实验技术人员称职	备注（实验、见习、实训）

教研室主任：_____ 系（部）主任：_____ 教务处长：

第33问 **教案撰写的方法与要点？**

　　教案是根据课程教学大纲的规定和要求，结合学生的实际情况，为顺利有效地开展教学活动而准备的教学工作计划，是教师以课时为单位编写的供教学用的实施方案，也是保证教学质量的必要措施。

　　教案不同于授课讲稿或讲义，其内容详略不一，有经验的教师可以写简案，新教师要写详案。一般说来，教案包括以下几个方面：①授课的题目（教学章、节标题）；②教学时间；③授课的方式、方法和手段；④教学目的；⑤课时分配；⑥教学重点及难点；⑦教学的基本内容；⑧教学手段、教具；⑨板书和板画的设计；⑩作业、讨论、辅导答疑等课后延伸；⑪课后小结、参考资料（含参考书和参考文献）。

　　教案是落实教育思想、教学方法、教学手段和考试方法改革的具体措施，是指导具体教学实践的重要依据。教案的撰写要求环节完整、结构合理、思路清晰、繁简得当、时间分配科学，使教案能对课堂教学活动真正起到指导作用。

　　1.教案撰写的原则

　　◆教案的编写要根据教学内容和教案构成要素，制定详细的授课内容和教学实施步骤，并对所采用的教学方法和教学手段进行详细说明。

　　◆撰写教案首先要钻研教学大纲和教材，弄清本课程的教学目的、具体章节的具体内容和要求，了解课程体系、结构、重点章节以及各章节的重点、难点。其次，要注意广泛阅读本门课程的相关资料，了解本学科、专业发展的方向，对课程有关内容进行必要的补充。再次，要了解学生已有的知识结构、理解能力，对讲授内容进行合理安排和设计。

◆教案是授课教师教学思想、教学方法的重要体现，它反映了教师的自身素质、教学水平、教学思路、教学经验。为此，教师应该认真分析教学内容，制定出适合听课学生的教案，达到预期的教学目的。

◆编写教案要处理好应该教什么和学什么（目标），如何教和如何学（策略），教得怎样和学得怎样（评价）的关系。

◆教案中既能体现传授知识的科学性、系统性，又能体现教学方法的灵活性，教会学生学习的方法。

◆恰当合理地使用现代教育技术手段。

2. 教案撰写的方法

◆钻研大纲、教材，确定教学目的

在钻研大纲、教材的基础上，掌握教材的基本思想，确定本次课的教学目的。教学目的一般应包括知识方面和技能方面。

本课时的教学目的要订得具体、明确、便于执行和检查。制定的教学目的要根据教学大纲的要求、教材内容、学生素质、教学手段等实际情况，考虑其可能性。

◆明确本次课的内容在整个教材中的地位，确定教学重点、难点

在钻研教材的基础上，明确本次课的内容在整个教材中的地位及重点和难点。

◆选择教法

根据教学原则和教材特点，结合教师的具体情况和学校教学条件考虑教法，初步构思整个教学过程。在选择教法上，必须充分重视和考虑如何集中学生的注意力、启发学生的积极思维。

◆设计教学时间

授课的内容如何展开；强调哪些是重点内容；如何讲解难点；最后的巩固小结应如何进行等程序及其各部分所用的时间问题，

都应在编写教案前给予充分的考虑。

◆设计好板书、板画

板书、板画是课堂教学的重要组成部分，因此在编写教案时应给予足够的重视。

3. 教案撰写的要点

◆教案撰写要齐全、教学环节要完备。教案项目包括题目、教具、教法、教学重点、教学难点、教学目标、任课专业班级、授课时间等，一般都有固定表格，填写要规范，如有变动必须马上注明。教学环节完备，教学过程才能完整。

◆重点、难点要突出。重点、难点和教学目标不能仅停留在表格中，必须在教学实施过程中予以体现，教学内容的组织必须紧紧围绕这一课的重点、难点和目标展开，对重点给予重视，对难点要分析明白。

◆教学材料处理要灵活。教案不能写成教材的缩编或提纲，也不能完全脱离教材自成体系。因为教材是死的，教学是活的；教材只是提供教学参考材料，不能替代教学，更不能替代教师备课。所以教案中对教学材料的处理要紧紧围绕教学目标，一要完整，二要逻辑严密，三要通过创新形成特色。

◆案例教学材料要"新鲜"。应该用最新鲜的材料去充实教学内容，用最新、最能说明问题的案例去阐述理论，这样才能提高教学水平。

◆板书设计要力求创新。教师的教学活动是极富个性的创造性劳动，其个性特征最突出地体现在每次课的板书设计中。所以教师备课时要在充分研读教材的基础上，为每一次课设计具有特点的板书方案。上课如果没有板书，学生无思路，就像听天书。

◆要不断充实完善。教案撰写不是一次性劳动，初稿完成后，需要不断在实践过程中充实和改进。

◆由于学科和教材的性质、教学目的和课程的类型不同，教案不必有固定的形式。

◆教案的主要形式：剧本式教案（PBL 教案）、简明式教案（学校教案模板）、图表式教案、专题式教案（临床小讲课、教学查房、操作指导、病例讨论等）。

第 34 问　什么是教学设计？

教学设计是根据课程标准的要求和教学对象的特点，将教学诸要素有序安排，确定合适的教学方案的设想和计划。一般包括教学目标、教学重难点、教学方法、教学步骤与时间分配等环节。

1. 定义

加涅曾在《教学设计原理》（1988 年）中界定："教学设计是一个系统化（systematic）规划教学系统的过程。教学系统本身是对资源和程序作出有利于学习的安排。任何组织机构，如果其目的旨在开发人的才能均可以被包括在教学系统中。"

帕顿（Patten，J.V.）在《什么是教学设计》一文中指出："教学设计是设计科学大家庭的一员，设计科学各成员的共同特征是用科学原理及应用来满足人的需要。因此，教学设计是对学业业绩问题（performance problems）的解决措施进行策划的过程。"

赖格卢特（Charles M. Reigeluth）对教学设计的定义基本上同与教学科学的定义是一致的。因为在他看来，教学设计也可以被称为教学科学。他在《教学设计是什么及为什么如是说》一文中指出："教学设计是一门涉及理解与改进教学过程的学科。任何设计活动的宗旨都是提出达到预期目的最优途径（means），因此，教学设计主要是关于提出最优教学方法的一门学科，这些最优的教学方法能使学生的知识和技能发生预期的变化。"

梅里尔（Merrill）等人在新近发表的《教学设计新宣言》一文中对教学设计所作的新界定值得引起人们的重视。他认为："教学是一门科学，而教学设计是建立在这一科学基础上的技术，因而教学设计也可以被认为是科学型的技术（science-based technology）。"

美国学者肯普给教学设计下的定义是："教学设计是运用系统方法分析研究教学过程中相互联系的各部分的问题和需求。在连续模式中确立解决它们的方法步骤，然后评价教学成果的系统计划过程。"

2. 特征

◆教学设计是把教学原理转化为教学材料和教学活动的计划。教学设计要遵循教学过程的基本规律，选择教学目标，以解决教什么的问题。

◆教学设计是实现教学目标的计划性和决策性活动。教学设计以计划和布局安排的形式，对怎样才能达到教学目标进行创造性的决策，以解决怎样教的问题。

◆教学设计是以系统方法为指导。教学设计把教学各要素看成一个系统，分析教学问题和需求，确立解决的程序纲要，使教学效果最优化。

◆教学设计是提高学习者获得知识、技能的效率和兴趣的技术过程。教学设计是教育技术的组成部分，它的功能在于运用系统方法设计教学过程，使之成为一种具有操作性的程序。

3. 方法

◆教学设计要从"为什么学"入手，确定学生的学习需要和学习目标。

◆根据学习目标，进一步确定通过哪些具体的教学内容提升学习者的知识与技能、过程与方法、情感态度与价值观，从而满足学生的学习需要，即确定"学什么"。

◆要实现具体的学习目标，使学生掌握需要的教学内容，应采用什么策略，即"如何学"。

◆要对教学的效果进行全面的评价，根据评价的结果对以上各环节进行修改，以确保促进学生的学习，获得成功的教学。

4. 目的

教学设计的目的是为了提高教学效率和教学质量，使学生在单位时间内能够学到更多的知识，更大幅度地提高学生各方面的能力，从而使学生获得良好的发展。

5. 教学设计的原则

◆系统性原则

教学设计是一项系统工程，它是由教学目标和教学对象的分析、教学内容和方法的选择以及教学评估等子系统所组成，各子系统既相对独立，又相互依存、相互制约，组成一个有机的整体。在诸子系统中，各子系统的功能并不等价，其中教学目标起指导其他子系统的作用。同时，教学设计应立足于整体，每个子系统应协调于整个教学系统中，做到整体与部分辩证统一，系统的分析与系统的综合有机地结合，最终达到教学系统的整体优化。

◆程序性原则

教学设计是一项系统工程，诸子系统的排列组合具有程序性特点，即诸子系统有序地成等级结构排列，且前一子系统制约、影响着后一子系统，而后一子系统依存并制约着前一子系统。根据教学设计的程序性特点，教学设计中应体现出其程序的规定性及联系性，确保教学设计的科学性。

◆可行性原则

教学设计要成为现实，必须具备两个可行性条件。一是符合主客观条件。主观条件应考虑学生的年龄特点、已有知识基础和师资水平；客观条件应考虑教学设备、地区差异等因素。二是具有可操作性。教学设计应能指导具体的实践。

◆反馈性原则

教学成效考评只能以教学过程前后的变化以及对学生作业的科学测量为依据。测评教学效果的目的是为了获取反馈信息，以修正、完善原有的教学设计。

◆示例

教　学　设　计

课程名称：＿＿＿＿＿＿＿＿＿

课程名称：＿＿＿＿＿＿＿＿＿

课程名称：＿＿＿＿＿＿＿＿＿

课程名称：＿＿＿＿＿＿＿＿＿

××××× 大学教务处制

基本情况

课程名称		考核性质		学时	理论（　　） 实践（　　）
授课对象		主讲教师		职称	
授课学期					
教材及参考书、课程网站	**主要撰写内容：** 1.参考教材、教辅资料； 2.专著、论文、专题讲座、教学经验、科研成果； 3.网络资源： **校园网络资源：** ** 学精品课程平台；中国知网；PubMed 数据库 **开放性网络资源：** 37℃医学网；国家级、省级精品课程网站；国内著名大学相关课程网站				
课程简介					
教学重点难点章节					
学生特点分析	**主要撰写内容：** 包括学生专业特点、已具备的基础知识与技能、整体班级风气、个别学习困难学生与学有余力学生情况等。 **1.知识特点：** 学科基础（所在年级，已学课程）；课程基础（章节所处阶段，学习方法积累）；其他知识基础（热点，焦点问题，前沿研究）。 **2.能力特点：** 实践动手能力；自学能力（预习并提出问题，复习归纳整理，知识拓展），信息处理能力（信息收集，整理，使用）。 **3.认知特点：** 自我认知（学习认知，个性认知）；专业认知（专业兴趣，对专业未来发展的认识）。 **4.班级特点：** 课堂课外学风，学生团队协作精神。				
教学改革手段与方法	**教学改革指导原则：** 1.以学生为中心，教师全程参与指导为主； 2.以课程为前提，选择适宜的教学方法； 3.以问题为导向，以现代化技术为手段。 **教学手段：** 是在教学过程中采用的技术和手段，包括多媒体，现代化的教具，挂图，标本，黑（白）板，视频，微信，QQ 等；也包括当前新型课程：翻转课程，微课，模拟场景，角色互换，两课堂，云课堂等。 **方法：** 注重"以学生为中心"和"自主学习"相结合的方法，包括问题导入，思维导图，流程图，PBL 教学，归纳比较，联系生活实例，实验，双语教学等，着力培养学生主动思考的能力。				

第　单元设计

章节名称						
教师		学时		时间		地点

教学目标	学习结果（知识目标、能力目标）： **要求：**尽可能使用"能够说明，概述，理解，背诵，运用，进行"等可以测量、评价的语言或行为表述。 **主要撰写内容如下（不一定都写，因为一些单元只有理论，没有技能，一些单元只能提出观点，不能提出新方法、新技术等）：** 1.能够概述 *** 概念，定义； 2.能够说明 *** 基本理论的内涵与价值； 3.能够规范进行 *** 技术操作； 4.能运用 *** 知识点或基本理论、技能解决 *** 问题； 5.能够对 *** 知识点或理论进行精炼与整合； 6.能够对 *** 概念进行融合贯通、分析及比较； 7.通过 *** 知识点或基本理论、技能学习能查阅相关资料进行拓展、分析与评价，或有根据地提出自己的新观点、新方法、新技术。 **注意：** 1.依据教学大纲撰写，但"掌握，熟悉，了解"的层次以及重点的确定，不能一概而论，而是基于对学生情况分析得出的。 2.注意与《教学大纲》中"掌握，熟悉，了解"表述方式的衔接。一般认为"掌握"的内容即是重点，"熟悉"、"了解"的内容依次降低层次与要求。"掌握"内容可以认为是 1~4 项，"熟悉，了解"内容可以理解为是 6~7 项，而对于部分学有余力、求知欲望、学习能力、创新精神比较强的学生来说，5~7 项要求又可以作为重点内容。 **情感目标：** 根据《情感教学心理学》的内容，布鲁姆情感目标分类可分为以下三类： 1.乐情度：教学能促进学生对本课程喜欢的程度。 2.冶情度：教师以自身对学科的热爱激发学生对职业的热爱，培养学生高尚的职业道德、爱心和同情心，帮助他们树立正确的职业态度。 3.融情度：使学生与教师和周围学生情况融洽的程度，同时渗透思想品德教育，使学生具有良好的沟通能力和抗挫折能力，体会医务工作的真谛。 **要求：** 1.教师要让学生在学习时知晓目标在哪里，让学生通过一定的途径知晓，就会主动学习和思考如何去实现这一目标，有利于学会→会学→提高能力；

续表

教学目标	2.教师需要写清本单元知识、技能以及所采用教与学方法（如自主学习，合作学习，讨论，辩论等）的价值是什么。这是情感态度目标的基础，是对学生所学内容的价值激励，即让学生体会到专业重要才学，课程关键才学，知识有用才学，技能可以解决问题才学，自主学习对自己未来发展重要，合作学习对培养团队精神重要才去做等。 **主要撰写内容：** 1.在实现专业培养目标，完成课程目标中的地位、作用、价值，或对专业培养目标、课程目标的支持、作用、贡献； 2.学习 *** 后对学习本门课程与专业以及对未来工作的价值； 3.本节授课所采用的教与学的方法的价值，包括对学习能力、科研能力、创新精神、团队合作、沟通交流能力，以及正确的价值观念、思维方式、良好习惯的价值。
教学重点与难点	**要求：** 教师需要在了解知识目标的基础上，研讨教材以及相关拓展资源，熟悉教学内容，准确确定教与学的重点、难点、疑点与知识体系。 **重点：**（注意：教材重点必然是教学重点；而教学重点不仅仅指教材重点） 1.教材重点是根据某一部分章节在全部教材中的地位来确定的。 2.教学重点则需要从学生专业等实际出发，根据班级学生的具体情况而定。 **难点：** 难点来自教材、学生和教师。

时间分配	教学内容和步骤 板书提要，课堂提问，举例要点	教学方法与手段
	设计基本思路： 1.我们要（让学生）到哪里去？ ——能力指向（目标——低阶与高阶） 2.我们如何（让学生）到那里？ ——（过程——策略与方法） 3.我们如何知道（学生）是否到了那里？ ——（结果——考核与评价） 4.学生现在在哪里？ ——（起点——学生情况分析） **举例：主要环节模式1：** 1.以故事或病例导入 2.简要交代本节课的学习重难点 3.前测（可以没有） 4.系统讲解本节要学习的新内容 5.后测（课堂反馈） 6.教学小结 7.布置任务，课外拓展，翻转课堂展示等 **主要环节模式2：** 1.设疑引趣，导入新课	**主要策略：** **教贵设疑，学贵有疑** （尽可能设计讨论环节，鼓励学生表达自己的观点） **1.课堂导入方式可有：** 直接导课法，温故导课法，故事导课法，图片导读法，案例导课法，情境导课法等。 **2.课堂组织形式：** 集体投课（联系实验、生活实例，形象比喻，图片+讨论式，比较归纳、图表）、小组讨论、实验、实例、PBL教学、翻转课堂等。

续表

时间分配	教学内容和步骤 板书提要，课堂提问，举例要点	教学方法与手段
	2.明确目标，构建新知（简要交代本节课的学习重难点，系统讲解本节要学习的新内容） （1）基本概念，层层分析 （2）引导分析，突出重点（突破难点） （3）联系临床，深化学习 3.比较归纳，拓展延伸（横向和纵向对比学习，加强记忆，深入理解，可用诺贝尔奖故事激励学生） 4.总结升华，课堂反馈（思维导图＋板书） 思维导图：课前可在右侧黑板列出框架，随着讲课的进行，不断填充，还可以作为**课堂互动和课堂反馈**的手段，加以灵活应用。 课程的教学提纲，重点和难点以及不常见的名词要用到板书。 **注意**：此部分只是组织与实施思路，不是具体的实施方案，具体的实施方案由讲稿完成，因此，此部分也不能写得像讲稿，更不能把讲稿粘贴，复制在这里。 设计自起点到目的地，贯穿课堂内外，重在路线与导向，讲稿限于课堂，重在课堂内容的呈现与具体实施方案。	**3.课堂互动方式：** 引导阅读，教师提问，讨论，辩论等。 **4.课堂激励方式：** 考勤，学生参与度，成绩记录等。
思考题	仍要坚持"以学生为中心"的教学理念和对学生综合能力的提高，以及知识拓展等为主。 绘制思维导图，可用于课前测，也可用于课后测。布置学生预习，大量留白，学生在学习过程中不断填充。	
评价与反思	**主要撰写内容：** 1.针对学生本节课的表现做出即时性评价、表现性评价、反馈等； 2.本节课完成后发现的不足与问题及对不足与问题的反思与原因分析； 3.下次授课的改进措施。 **注意：** 1.本部分是在每一次教学完成后填写。 2.课后反思对人的进步最大。	

参考资料：

1.周桂桐，张志国.中医药课堂教学设计——理论创新与设计实务[M].北京：中国中医药出版社，2016.

2.皮连生.教学设计[M].北京：高等教育出版社，2013.

备注：

1.此表为某大学教师提供，仅为举例。教学设计是个性化很强的教学文件，有要素，没有规定性格式。

2.本教学设计说明主要用于传统理论教学，PBL、CBL等教学形式不完全适用。

第 35 问　撰写讲稿应注意哪些问题？

讲稿是教师的讲课稿，是对全部讲授内容的具体组织和表达，是讲授内容的文字描述，要求尽可能详细、全面。讲稿撰写应注意以下问题。

1. 讲稿要严格按教学大纲编写，并根据社会的发展及人才培养的新要求及时增加和补充前沿内容，原则上要求所有开设课程每一节课都应备有讲稿和教案，讲稿和教案每年都应修订。

2. 讲稿应与讲课的内容相结合，可以在讲稿右侧留出备注栏，用于举例、案例以及新增内容等的书写。讲稿可采用书面形式和多媒体课件形式。书面形式要求字迹整洁，用钢笔或圆珠笔书写，可采用活页方式，按章分别编制。

3. 讲稿可以摘录教材内容，但不能是教材的翻版。教师在编写讲稿时，可根据学生的层次、专业、知识面、知识的连续性，对教材内容进行必要的增删，同时应加入学科前沿的知识。

4. 讲稿的思路形成受教学过程的知识逻辑支配，是对全部讲授内容的具体组织和表达，主要涉及的是知识性项目。要求尽可能详细、全面。为便于随时对讲稿进行修改、补充，一般在讲稿右边应留出适当空白。

5. 多媒体课件形式的讲稿可打印，页面空白处留作备注栏，用于举例、案例、重点标注、讲解提示，以及新增内容等的书写。

第 36 问　教案与讲稿的主要区别是什么？

教案和讲稿是教师组织教学的必备教学文件，教师上课必须有教案和讲稿，这是对教师的基本教学要求。

教案和讲稿均是教师教学思维与教材结合的具体化过程，是教师课堂教学的依据，反映教师讲授的内容和特色。教案与讲稿的主要区别有：

1. 教案所承载的基本内容是课堂教学的组织管理信息，讲稿所承载的基本内容是知识信息。即教案解决的是"怎么教"的问题，讲稿解决的是"教什么"的问题。

2. 教案的思路形成，受教学过程的管理逻辑支配；而讲稿的思路形成，则受教学过程的知识逻辑支配。

3. 教案与讲稿，二者是决定与被决定的关系。

4. 在内容上，教案涉及的是组织性项目，讲稿涉及的是知识性项目。

5. 在表现形式上，教案则是几百字或千余字即可，讲稿篇幅则较长。

第四节　教学资源

教学资源是为教学活动有效开展提供的素材等各种可被利用的条件，通常包括教材、案例、视频、图片、课件等，也包括教师资源、教具、基础设施等，广义也应该涉及教育政策等内容。从广义上来讲，教学资源可以指在教学过程中被教学者所利用的一切要素，包括支撑教学、为教学服务的人、财、物、信息等。从狭义上来讲，教学资源（学习资源）主要包括教学材料、教学环境及教学后援系统。

第 37 问　教学资源需要遵循哪些原则？

在教学资源的准备和设计中，遵循一些基本原则可以提高教学资源的质量和有效性。

◆相关性

教学资源应该与制作它们的目的，以及学生对课程的理解水平相关联。在授课结束时候发放内容复杂的材料，但是在讲课的过程中又没有提及这些材料，就是违背相关性原则。

◆连贯性

通常需要一些指示来明确这些资源的使用目的，并且将它们与学生已经了解的内容建立合理的联系。

◆简洁性

语言简洁，避免不必要的要求，对复杂内容提供合适的摘要，这些都能够对理解材料起到积极的帮助作用。例如，某些情况下，简单的线条示意图、彩色照片可能比一段文字更具有解释作用。

◆给出强调

起强调作用的"标志"可以整合到所有的教学材料中，用于强调重要的观念、指引论证过程的变化，或是指出新的材料。强调的方法有加粗或加下划线；在表格和 PPT 中利用颜色；在录制课程中使用指示图或特写镜头。

◆使用模式或方式保持一致

保持授课或者学习资料模式的一致性，不要让学生在适应模式上浪费时间。

第38问 使用 PPT 要注意什么？

PPT 是教学中的重要辅助工具，它与教学质量紧密相连。如果我们正确地使用 PPT，那课堂肯定是精彩和高效率的；如果用不好，则会起到相反效果。下面是教学中使用 PPT 的注意事项：

◆文字不要太小。文字字体太小，不能保证清楚地看到文本内容。

◆版面不能太花哨。颜色鲜艳，图案新奇，会转移学生对知识本身的注意力。

◆ PPT 里面应该放一些视频、动画或者笔记，不应该放入太多书本已有的知识，因为阅读 PPT 需要耗费学生时间。

◆ PPT 不宜太多页。应尽可能简化，突出重点。

◆课堂中使用 PPT 时切换速度要适宜，为学生做笔记、消化知识留有一定时间。

第39问 使用黑板要注意什么？

虽然现在广泛使用多媒体资源展示教学内容，但黑板依旧是一种有效的视觉工具。可是很少有教师会考虑他们写在黑板上的内容和使用黑板的方法。可能会出现板书较差而难以辨认。其实，计划好的、恰当的黑板书写是向学生准确、清楚地传递信息的有力工具。

教师在准备教案时应想清楚如何使用黑板，并且在教学讲义上做出适当的标记。可以将黑板划分成几块，每一块用于特定的用途，如参考资料、图表、讲课的结构或总结等。

下面是使用黑板的一些指导性建议：

◆保持黑板及板擦的干净。

◆尽量避免书写板书的同时说话，讲话的时候看着学生，不要看着黑板。

◆书写的时候正对着黑板，随书写移动身体，这有助于书写的整齐。

◆写完以后站在一旁，以便学生能够看见黑板上的内容。

◆最好以提纲要点的形式提供准确的信息。

◆在标题、重要的词语或新术语下划线，提供视觉刺激。

◆给学生机会让他们记录下你写在黑板上的信息（如果你打算让他们记录）。

◆谨慎地使用各种颜色，白色和黄色的粉笔对大部分的板书都适合。谨慎使用红色、深蓝色和绿色的粉笔，因为它们很难看清楚，而且很难擦干净。

第 40 问　视频对于教学有什么作用？

在所有的教学资源中，视频或录像能够为给教师教学方法的改革，提供最大的灵活性和最大的支持度。随着计算机技术的发展与普及，教师自己制作视频也变得越来越容易，但教师在制作自己的视频资料之前，也应该通过网络或其他商业途径对可获得的课程资源有一个全面的了解。

视频或录像的主要用途如下：

◆作为引导性材料

可以用在课程或授课之前，激发学生的兴趣，提供一个总览，为深入的教学打下基础。例如，一个吸烟有害健康的视频片段，可以用来作为健康教育课程中有关肺癌内容的开始部分。

◆作为信息的主要来源

在许多学科中，新观点、新技术和新产品的最新动态均通过视频向学生发布。使用视频资料的一个好处是，可以在难以亲身体验的情况下，向学生提供获得间接体验的机会。

◆作为一种模型方法

制作视频资料用于教学，能够通过清晰的步骤展示一项技术或某个过程，便于学生观察并进行模仿。例如，在管理课程中呈现如何进行评价性访谈。

◆作为讨论教学的素材

如果制作的视频具有开放性的结果，则在讨论式教学中能够有效促进学生之间的讨论，极大地提高讨论式教学的教学效果。

◆作为传播的方法

将视频或教学录像在特定的教室进行展示传播，或者通过网络远程传播展示一些影像，能够将知识传播的范围进一步扩大。比如展示一台手术的视频资料，使学生能看到手术操作的全过程。

◆提高实际能力的方法

视频资料能有效提高学生的实际能力，在医学教育中尤其明显。如在培养学生临床思维及处理急危重症患者的应用上，急危重症患者发病急骤，病情复杂，病情危重，医生必须保持清晰且连贯的思维，在把握基本医疗原则的基础上，快速利用基本技能去救治患者。如果教师仅讲述相关的理论和原则，不会给学生留下深刻印象，因此必须结合视频资料开展教学。通过播放一些危重病例的抢救视频，使学生直观地看到危重患者的抢救过程，提高其处理此类事件的能力。

◆促进学生自主学习的基础

针对学生学习中的疑难问题，教师可就一个议题或某一重点，录制短小精悍的微视频，促进学生课后自主学习。这些微视频资源能够适应不同程度的学生，根据的自己的基础和接受程度选择观看，同时学生拥有很大的自主学习空间，可自由选择时间和地点。

第 41 问　如何有计划地制作教学视频？

假如你想将某些教学内容制作成视频资料进行展示，可根据需求复杂性使用简单的摄像机，或者学校专业的摄像设备或制作系统。制作视频资料需要考虑如下问题。

1. 计划

第一步是将你的想法以线索的方式写出来，主要是描述需要给学生传递的主要信息。线索可以是简短的一两句话，也可以是一段描述，但不要超过半页。你需要把想表达的内容形象化。线索写好后，就可以把注意力放到技术、管理等方面，以及视频资料在教学中如何使用。

2. 教学性问题

◆希望学生从视频资料中学到什么？

◆目前的这个话题是如何讲授的？

◆为什么视频资料可以替代目前的讲授方法？

◆视频资料是否是完成目标的合适资料？

◆打算在教学中如何使用这段视频资料（如希望学生在观看之后展开讨论或做一些练习）？

◆视频资料是否适合学生的理解水平和技能水平？

◆如何评价视频资料的教学有效性？

3. 技术性问题

◆作品的技术质量和放映设备是否能够充分表现你所需要的细节和色彩？

◆完成的录像需要什么格式（MP4 或者是其他格式）？

◆完成拍摄任务是否有足够可用的技术资源？

◆是否需要其他的资料，如图片、幻灯片等？

4. 管理性问题

◆是否有足够的人力、设备和资金来完成这项工作？

◆什么时候需要完成最后作品？

◆谁（如果不是你自己）对最后的作品负责？

◆所有参与制作方是否清楚制作时间表，各事件的时间安排是否合理？

以上是开始工作之前需要考虑的问题。如果打算独自制作教学录像，可与教研室同事或相关人员讨论一下教学性问题，而且可能还需要对一些技术性问题寻求帮助。

5. 写脚本

脚本是拍摄的详细计划，它指明了图像和解说台词的关系。脚本用来明确图像顺序、节目的叙述方式、需要的资源等。

准备脚本的时候，可以使用空白的卡纸，在卡片上以形象的方式勾画出想法，注明解说词。然后可以把这些卡片排列顺序。最好是将问题从学生的已知到未知，简单到复杂，整体到部分，具体到抽象进行排序。排好序的卡片可以作为你进一步写脚本的基础。脚本的详细模式取决于制作资源的复杂性。

尽量形象化地思考，使用图像而不是文字。时刻注意你是在使用视觉媒体，要发挥它的最大优势。如果你发现脚本中有大量的对话，那么就要看看是否可以用录音带替代。

6. 录制

在开始录制之前，应该先确认参与人员，了解他们的工作内容，所有的设备都能正常工作。建议事先排练。在录制过程中，建议随时回放，以便及时发现问题，随时调整录制内容。录制时注意以下几点：

◆如果是录全景视频，尽量让讲者或者物体移动，避免移动摄像机。

◆移动时注意构图，避免图像凑在一堆或视线混淆。

◆如果拍摄的同时还需要记录声音，声音要一直尽可能保持清晰。

7. 编辑

录好的材料常常还需要使用编辑设备进行编辑。编辑是根据剧本的描述，挑选一些视频并把它们连接起来。编辑完成后，需要增加声音线索，可能还要包括旁白。

8. 检查

当完成第一步影片的制作后，还需要进行检查，并做一些技术上或针对不同教学层次的调整。

第 42 问　如何提高印刷材料的使用效率？

书籍、杂志、发放的材料、研究指南等出版物都可以用于教学，但是在使用这些教学资源时需进行设计。

为提高印刷材料的使用效果，可以使用以下方法：

◆提供简介，将新的材料和学生的过往经验联系起来。

◆总结主要的观点或论点。

◆使用大小标题。

◆在章节段落之间留出空白，减少印字过多带来的压迫感。

◆表达简洁。

◆对插图、表格和图片有正确的标识（通过一系列的图表来建立一个完整的观念，可能比一个详细的图表更好）。

◆在正文中的问题和练习能够促进思考。

电脑有多种字体可以选择，看看高质量的报纸和杂志，可以从中学习一些排版的方法。

第 43 问　如何评价准备使用的教学材料？

自己制作的或打算购买的教学材料都应该进行仔细的评价，应思考如下问题：

1. 相关性

◆为何要使用该材料？

◆它如何与课程单元或其他材料相关？

2. 内容

◆材料确实是真实的吗？

◆材料是否完整？

◆材料是最新的吗？

◆内容是否符合学生现有知识水平？

◆材料是否易懂？

3. 结构

◆材料选择有逻辑吗？

◆材料是否进行了细分，结构是否清楚？

◆材料的长度合适吗？

4. 表达

◆语言清晰吗？

◆表格和插图的使用是否使效果最佳？

◆版面的设计是否让人印象深刻？

◆材料的呈现方式是否有趣？

◆如果是为自学设计的，学生能否在没有帮助的情况下使用？

第 44 问 如何提高阅读的效果？

教师在教学过程中，一般都会给学生开列书目和文章，为保证阅读任务完成有效，请考虑以下问题：

◆你希望学生通过阅读收获什么？并让学生清楚地知道这一目的。

◆在接下来的教学中，如何跟进阅读作业？

◆推荐的阅读材料是否可以通过图书馆或书店得到？

◆阅读如何得到有效的组织（有逻辑地安排阅读材料，指出为什么列出某个材料，里面有些什么特别重要的内容）？

第 45 问 高校常用的网络教学平台有哪些？

狭义的网络教学支持平台是指建立在互联网的基础之上，为网络教学提供全面支持服务的软件或系统的总称。一个完整的网络教学支撑平台应该由三个系统组成：网上课程开发系统、网上教学支持系统和网上教学管理系统，分别完成网络课程开发、网络教学实施和网络教学管理的功能。就宏观层面来说，远程教育平台的状况很大程度上反映了一个国家或地区的现代远程教育发展水平。具体就一个远程办学实体来说，远程教育平台是远程教育教学和管理的基本活动空间，关系到教学、管理的质量和效率。

现在我国高校常用的网络教学平台有：

◆清华大学教育技术研究所开发的网络教学综合平台（全国300余所高校使用）

◆南京易学教育软件有限公司开发的天空教室网络教学平台（全国400余所高校使用）

◆北京赛尔毕博信息技术有限公司开发的 Blackboard 教学管理平台（全球4000余所高校使用）

◆江苏科建教育软件有限责任公司开发的课程中心与学习平台（全国100余所高校使用）

◆上海卓越电子集团开发的课程中心平台（全国100余所高校使用）

◆全国中医药院校教育平台"医开讲"

第46问　重要的精品课程资源有哪些？

精品课程是具有一流教师队伍、一流教学内容、一流教学方法、一流教材、一流教学管理等特点的示范性课程，是高等学校教学质量与教学改革工程的重要组成部分，可分为校级、省级、国家级精品课程。

◆国家精品课程资源网：以信息技术为支撑，以海量学习资源和先进的课程体系为核心，开设了课程、学习、资源三个频道，共提供两万余门课程、百万条学习资源，内容横跨5大领域、46个类别，包含53个行业、311个岗位学习课程，涉及73个学科，涵盖了从理论到实践、从生活到职场（网址：http://www.jingpinke.com/）。

◆ "爱课程"网："爱课程"网是教育部、财政部"十二五"期间启动实施的"高等学校本科教学质量与教学改革工程"支持建设的高等教育课程资源共享平台。网站集中展示"中国大学视频公开课"和"中国大学资源共享课"，并对课程资源进行运行、更新、维护和管理。网站利用现代信息技术和网络技术，面向高校师生和社会大众，提供优质教育资源共享和个性化教学资源服务，具有资源浏览、搜索、重组、评价、课程包的导入导出、发布、互动参与和"教""学"兼备等功能。网址（http://www.-icourses.cn/home/）

第47问　MOOC、微课和视频公开课的区别是什么？

MOOC、微课和视频公开课都是信息时代教育的展现，都是资源开放与共享的一种方式，他们是有区别的：

◆ MOOC

MOOC（Massive Open Online Courses），即大型开放式网络课程，是新近涌现出来的一种在线课程开发模式，是一种比较完整的教学模式，有参与，有反馈，有作业，有讨论和评价，有考试，有的有证书。

这些课程通常对学习者并没有特别的要求，但是所有的MOOC会以每周研讨话题的形式，提供一个大体的时间表，其余的课程结构通常会包括每周一次的讲授、研讨问题，以及阅读建议等。每门课都有频繁的小测验，有时还有期中和期末考试。考试通常由学员评分（比如一门课的每份试卷由同班的5位学员评分，最后分数为平均数）。一些学员成立了网上学习小组，或跟附近的学员组成面对面的学习小组。

◆ 微课

微课是指按照新课程标准及教学实践要求，以视频为主要载体，记录教师在课堂内外教育教学过程中围绕某个知识点（重点、难点、疑点）或教学环节开展的精彩教与学活动的全过程。它为使学习者自主学习获得最佳效果，经过精心的信息化教学设计，以流媒体形式展示的围绕某个知识点或教学环节开展的简短、完整的教学活动。

微课只讲授一两个知识点，没有复杂的课程体系，也没有众多的教学目标与教学对象，看似没有系统性和全面性，许多人称之为"碎片化"。

"微课"的核心组成内容是课堂教学视频（课例片段），同时还包含与该教学主题相关的教学设计、素材课件、教学反思、练习测试及学员反馈、教师点评等辅助性教学资源，它们以一定的组织关系和呈现方式共同"营造"了一个半结构化、主题式的资源单元应用"小环境"。因此，"微课"既有别于传统单一资源类型的教学课例、教学课件、教学设计、教学反思等教学资源，又是在其基础上继承和发展起来的一种新型教学资源。

◆ 视频公开课

视频公开课一般是知名高校在网上提供课堂实录录像，以满足世界各地的求知者，是一种资源共享的形式。主要提供视频教学资源，以学生观看为主，不安排教学活动，本质上是一种互联网"读物"。

第48问 微课、MOOC 对教学的作用及意义是什么？

随着教学改革的进行，国家投入了大量的人力和财力，建设优质的课程，包括微课、MOOC。这些优质资源应该被教学所利用。

1.微课以短视频为载体，针对学科的一个知识点设计在线网络视频课程。它主要面向学生群体，要求清晰、具体、有趣。微课分五类：解题型、讲授型、实验型、答疑型、其他类型。微课一般应用于教学环节的调整，并非"自主学习"的重复。

2.慕课对于我国高校现行教育的挑战主要体现在：教学模式发生了改变，使学生和老师同时拥有了优质的学习平台，加快了教育改革的进程。

◆国内著名的 MOOC 资源平台有：学堂在线、中国大学 MOOC、慕课网、MOOC 学院。

◆国外著名的 MOOC 主要是三大平台：Coursera、edX 和 Udacity。

第三章 | 教学第一天

第一节　课堂的导入

第 49 问　**如何开始第一堂课？**

1.教师形象、仪表、教态

莎士比亚说："一个人的穿着打扮就是他教养、品位和地位的最真实的写照。"教师应以保守、庄重、简约、精干的形象进入课堂。教师仪表应该做到面必净，发必理，衣必整，纽必扣，头容正，背容直，心容宽，忌傲、忌暴、忌怠，宜和、宜静、宜庄。教师在课堂进行教学时，应该穿工作服，或者着正装，不可穿中短裤、超短裙和拖鞋，不可戴墨镜、帽子和手套。在课堂教学中，教师应保持良好的教态。站态要有安定感和力度，用优雅的手势正确地进行讲解，面部表情要诚恳丰富但不做作，掌握课堂目光分配技巧。忌当众挠头皮、掏耳朵、剔牙、抓痒和抖腿，忌长时间手撑桌面，忌侧身或长时间背向学生而站，忌站时重心移动太快或前后左右不停晃动，忌双手抱臂而站。

2.教师做自我介绍

第一节课非常重要，教师应向全班同学做简要的自我介绍，比如姓名、专业、学历、职称、主要研究方向、办公室地址、电话、邮箱等，或用 PPT 展示给所有学生，必要时学生可以拍照片保存下教师的联系方式，以便于在平时学习遇到问题需要请教时联系。

3. 了解学生情况

如果是固定院系、固定年级的课程，教师可以事先打印学生名单，包括学生的姓名、年级、学号、专业、电话号码和电子邮箱等。如果是选修课，教师也要尽早记住学生的姓名，这会让学生更乐意学习。如果是小班教学，可以请每位学生做简要的自我介绍，比如姓名、年龄、出生地、兴趣、爱好和对大学或本学科学习的期望等。如果是大一学生，不仅便于教师了解学生情况，做出准确的学情分析，也有助于学生之间相互认识了解；或者将学生配对，让他们相互介绍对方。这个方法用在一年级的学生身上十分有效，一年级新生互不认识，但是结识新朋友可以帮助他们尽早适应大学生活。

4. 学科介绍

学科介绍可以以消除学生已有的学科偏见为切入点。教师可以用一段实例、展示一些实物，或者用实验室中有关技术攻关的故事来强化自己的介绍。如果自己所在的学校或院系在这门课所在领域有历史性的影响，这将是一个很好的讨论话题。如果话题来自于最近的新闻，可以将新闻的网址带到教室中来打开，问问学生，对于这一话题，他们了解多少，并把它作为课堂导入的切入点。

5. 课程介绍

介绍这门课一学期的教学计划、课程的专业地位，学生需要在这学期完成的主要任务，如果这门课开设一学期以上，应向学生介绍这门课在专业中的重要性，每学期的学时分配，相关考试信息等。

6. 考核方式介绍

开学第一节课，向学生介绍这门课在本学期的考核方式，是必修课还是选修课，考试课还是考查课，期末综合考评成绩的构成等。

7. 问卷调查

由于课堂时间有限，教师可以提前设计好在线问卷调查，请学生利用课余时间填写，问卷调查包括学生对这门课程的认识、愿望和建议等。通过分析总结问卷调查结果，了解学生对该课程的掌握情况，这将对教学起着十分重要的作用。

第50问 如何进行新课导入？

1. 课堂导入的意义

良好的开端是成功的一半，课堂导入是帮助学生整理课程认知体系，做好学习准备的重要过程。课堂导入在心理学上的任务，就是提高和激发学生对所学内容的注意力和兴趣。

2. 课堂导入的内涵

课堂导入，即教师在讲授新知识前，引导学生进入学习状态，做好学习准备的教学行为。在课堂教学中，课堂导入是一个十分重要的环节，通过教师的引导，使学生在上课初做好学习新知识的思想准备、认知准备和行为准备，对整节课的教学目标、重点难点、教学内容和教学方式均进一步明确，让学生在期待中进入教学活动。

3. 课堂导入的作用

课堂导入的作用主要有：明确教学目标、集中学生的注意力、激发学生的学习兴趣、调动学生的积极性和主动性、增强学生学习自信、建立师生间的和谐融洽关系、营造良好的学习气氛和使学生进入良好的课堂学习心理准备状态等。

4. 课堂导入的原则

课堂导入的原则主要有：目标性原则、趣味性原则、关联性原则、导向性原则、激励性原则、简洁性原则、整体性原则、针对性原则、灵活性原则、直观性原则、启发性原则、实用性原则、新颖性原则、适度性原则等。

5. 课堂导入的方法

课堂导入的方法主要有：问题导入法、情境导入法、背景知识导入法、案例导入法、直观导入法、温故知新导入法、游戏导入法、视频导入法、图片导入法、音乐导入法、名言佳句导入法、故事笑话导入法、时事导入法、实物导入法、新旧知识衔接导入法、开门见山导入法等。

第51问　如何消除上课时的紧张情绪？

紧张是第一节课的常见问题，紧张情绪是可以控制的。对于第一次登上讲台的教师，当感觉自己紧张时，可以尝试从以下几方面考虑：

◆充分准备

充分准备是消除紧张情绪最好的方法。也许教师并不能完全消除第一次登上讲台时的紧张，但是，提前做好非常充分的准备，对所要讲解的内容了如指掌，可以在一定程度上克服紧张情绪。其实，大部分学生并不知道老师是第一次登上讲台讲课，紧张是自己给自己施加的压力，放松心情，平静自信地上好第一节课。

◆提前试讲

提前试讲不仅可以帮助教师熟悉教学内容，而且可以发现教学中的一些问题，提前改正，使正式讲课更完美。试讲时，如果条件允许，邀请几位同行来听课，认真听取别人的有效意见和建议,使自己的教学不断完善。如果只有自己一人试讲,最好对自己的试讲录音或者录像,随后反复听,找出优点和缺点,不断修改完善自己的教学。

◆充分利用现代教育技术

丰富多样有效的教学方法和手段可以帮助教师展示更精彩的课堂教学,PPT、视频和音频等,都可以帮助教师更加吸引学生,不仅方便,而且使教学效果更好。

◆有效互动

在课堂教学中,教师可以走到教室中间,在讲解过程中与学生进行有效的眼神交流,了解学生的掌握情况。也可以提问,鼓励学生积极参与到课堂教学活动中来,体现以学生为中心的教学理念,活跃课堂气氛,增强师生有效互动。

◆全神贯注

在真实的课堂教学中,教师要始终专注于自己的教学,慢慢地进入轻松自如的教学状态,学生也更容易跟着教师的教学思路,逐渐了解需要学习的重点难点内容,师生的注意力就会集中于感兴趣的知识点上。

◆深呼吸

深呼吸对于消除紧张情绪来说是必不可少的。当教师站在讲台上感到紧张时,做个深呼吸,可以帮助自己静下心来,逐渐消除紧张情绪,发挥出正常的教学水平,上好第一节课。

第二节　调整教学节奏

第 52 问　**如何判断教学节奏?**

教学节奏的控制贯穿于整个教学过程,以下将为如何调整教学节奏提供一些建议。教师的教学节奏是否合适？学生对教学节奏的看法和教师一致吗？什么因素影响对教学节奏的理解？学生能够理解教师所讲的内容吗？如果教师与学生对教学节奏的理解有差异，教学应以学生为中心，要从学生的角度出发，做出相应的调整。关于如何培养教学节奏的感觉，有以下几点建议：

◆关注学生的反馈

学生的反馈不仅包括口头反馈，还包括面部表情、记笔记时的动作、身体姿势和肢体语言等。如果学生对教师的讲解能异口同声地集体做出积极回应，说明教学节奏合适；如果学生记笔记的手停下来，说明该讲下一个知识点；如果学生表现出想让老师讲课速度稍微慢一点，说明教师该调整教学节奏了；如果学生窃窃私语，也许是教师讲课速度太慢，讲授的内容简单或者不具有吸引力，这时教师就该考虑调整教学节奏了。

◆教学诊断

同行之间相互进行教学诊断，一方面，自己主动观摩其他教师的课堂教学，在类似的问题上，观察其他教师在教学中是如何解决的，观察其他教师在教学中有什么问题，自己在以后的教学中尽量避免，自己作为学生去体会教师的教学，随后进行分析总结，取其精华，去其糟粕。另一方面，邀请专家对自己的教学进行诊断，为教学诊断做准备本身就是一种提高的方法，专家从不同角度评析自己的教学，虚心接受有用的建议，在今后的教学工作中不断提高完善。教学水平提高了，对课堂教学节奏的掌握自然就会轻松自如。

◆通过自己的教学录像或录音查找问题

很多时候，我们很难发现自己的问题。但将自己的课堂教学录像或者录音，然后站在学生的角度，反复观看自己的教学，体会假如自己是学生，是否适应、喜欢这样的教学，是否可以理解教师所讲的内容，是否可以做好笔记，节奏是否适合。自己发现问题，解决问题。

◆抽查学生的笔记

抽查学生的笔记，看学生是否记下了重点难点内容，也可以询问学生是否适应教师的教学节奏，从侧面了解自己的教学节奏，然后做出相应调整。

第53问 如何把握教学节奏？

关于调整教学节奏，应该注意以下几点：

◆教学目标

教学目标对教学节奏有很大影响。如果是要求学生了解一些基础知识，即使教学速度较快，学生也基本可以适应教师的教学节奏。如果涉及教学中需要学生掌握的重点难点，教师的教学节奏就该做出相应调整。

◆教学内容

教学内容的难易度影响着教师的教学节奏。对于学生来说，教学内容越简单，越容易适应教师的教学节奏；反之，越需要教师将教学节奏调整至学生适应的水平。所以，课前，教师需要做好充分的准备，准确分析学情，基于教材，高于教材，精心准备适合学情的个性化教学方案。

◆教学方法

教师采用什么样的教学方法也影响着教学节奏。如果采用以教师为中心的传统教学方法，整个课堂教学中，教学节奏主要依据教师的判断来进行，学生被动接受教学节奏。如果采用以学生为中心的教学方法，将线上线下与课上课下相结合，传统与现代教学法的优点相结合，在一定程度上，教学节奏受学生完成教学活动的影响，这种教学方法可以充分发挥学生的积极主动性，是学生更容易适应的教学节奏。

◆教学语言

教学节奏也受教学语言的影响。如果教师采用通俗易懂的教学语言，学生更容易理解掌握教学内容，能较好地适应教师的教学节奏。如果教师采用较多难懂的专门术语、陌生词汇和长句等，都将可能使学生觉得很难适应教师的教学节奏。

第三节　运用促进学生参与策略

第54问 向学生提问的技巧有哪些?

有效的教学，尤其是有效的讨论，可以充分调动学生的积极性。因此要采取一系列措施促进学生的课堂参与，提问是促进学生课堂参与的主要手段之一。但是，人们往往会忽略，有效的教学并不仅仅在于教师向学生提了什么问题，也在于教师向学生提问的方式。提问的方式是微妙的，人们往往忽视在提问的过程中，要对语序和词语进行仔细的推敲。在教学时，教师经常会提出一些鼓舞人心的、有挑战性的问题，但是要关注是否在恰当的情境中简洁地提出这些问题，否则这些问题将达不到预期效果。下面将介绍一些提问的技巧。

◆提开放性问题

开放性问题，就是能够引起学生思考事物之间的关系、应用、后果和发展等方面的问题，而不仅仅是让学生回忆起基本的事实。

开放性问题需要学生进行归纳、分析、综合、比较等一系列的思维活动，从而更能调动学生的积极性和创造性。开放性问题更侧重思维的过程和策略（探求知识的过程），而不仅仅是简单的答案。

举例：

非开放性问题：消化系统包括哪些器官？

开放性问题：麻黄汤与桂枝汤的临床应用有什么不同？为什么？

◆提支架问题

向学生提问时，可以通过一系列的线索和支架，即由一连串的简单的事实性问题入手，过渡到分析性、批判性问题。一般来说，教师应该按照由浅入深、由易到难的顺序向学生提问，先就基本事实进行提问，在此基础上提出比较复杂的问题。布卢姆的教育目标分类体系暗示教师通常可以在课堂教学中应用6种问题（知识问题、理解问题、应用问题、分析问题、综合问题、评价问题）来设计支架问题，这6种问题都需要谨慎地组织用语。表3-1列举了6种问题的种类与实例。

表3-1　设计支架问题的6种问题

种类	学生的角色	所需技术	案例
个人化问题	学生进入教学情境之中	个人反应和分析	假如是你……"你如何看待这本书/这篇文章？""作者的观点或风格中最使你震惊的是……"
知识问题	学生回忆起已学信息，在此过程中无须逻辑推理	记忆，知识，描述。学生能够记忆、识别、列出文中或教学计划中的信息吗？换句话说，即最基本的信息：谁、什么、哪里、什么时间、多少等。提问往往由知识问题开始	知识问题常用以下词语询问学生：列举、陈述、记忆、回忆、辨认、鉴定、概述、命名、讲述等。例如："谁能概述下科学研究方法的步骤？""他们说了些……""什么时候……"等

续表

种类	学生的角色	所需技术	案例
理解问题	学生对以往信息进行转换、理解或解释	解释，比较，举例。学生能够理解知识或信息的含义吗？	理解问题常用以下词语询问学生：分析、综合、以你自己的语言描述、解释、辨别、总结。例如："谁能说一下现代文学理论和后现代文学理论的区别？举例说明……解释……对比……"
应用问题	学生进行选择、传达，在新的情境下使用数据	解决，应用。学生能够恰当地应用知识并理解吗？他们能够应用这个知识解决问题吗？他们能预测一个特定事件的后果吗？	应用问题中常用以下词语询问学生：应用、预测、计算、解决、决定、生产。例如："这如何与……相联系？"
分析问题	学生鉴别假设，并将其与证据相互联系	有逻辑、正规的推理，归纳、演绎。学生能够将信息分解成小的部分，并在信息应用于新的情境时，看到这些小部分的联系	分析问题常用比较、对比、引导、模式化、分类、解释等词语来提问，例如："谁来比较一下电视媒体和网络媒体对社会突发事件的反应速度？""作者的偏见之处在哪里？……是如何展示的？"
综合问题	学生创新，将观点整合成新的计划，涉及创造性思维	创造性思维，新颖；学生能够将若干信息整合成新的信息吗？	整合问题常用创造、预测、设计、构建、假定、想象、组织、计划、重组等语词询问学生。例如："谁能设计一个实验来研究麻黄碱的分析方法的？""如果……你会做什么？"
评价问题	学生依据某种标准来赞扬、评价或批评	判断，选择。学生能够判断事物的价值吗？能够指出它能否满足特点的标准吗？	评价问题常用争辩、批评、赞扬、选择、公平、评价、支持等词语来进行提问，例如："谁来评价一下这个护理方案的优缺点？""最重要的是什么？""以……标准来评价它？"

◆提出"正确"的问题

简短的、事实性的、简单的问题易于带领学生进入复杂内容的教学。与此相反，一个冗长的问答对于师生双方来说都是枯燥无味的，也不能引发学生的创造性。

问题的类型要有助于教师管理课堂，引导学生。必须注意的一点是，要依据教师所期望的学生的反应来进行提问。在课堂教学中，要尽量使每个学生都有参与的机会。大多数问题，尤其是评价型和分析型问题，在学生回应教师时，要求学生有一定的"表现"，这对于多数学生来说是一个威胁，从而不愿回答问题。插入一些个人化问题，可以引导学生更多地参与到课堂教学中来。如："你如何看待这个方案/这篇文章？""作者的观点或者风格中最使你震惊的是……"这样的提问需要教师作为辅助者，让学生的反应和关键概念、关键事实联系起来。

表3-2列举了一些课堂提问中不宜使用的问题。

表3-2 课堂提问中不宜使用的问题

种类	分析	例子
是－否	鼓励猜测，不能引发讨论	2008奥运会是在北京举行吗？
多个问题	使学生迷惑，不知老师希望他们回答哪一个	中国的公益项目有哪些？他们做了些什么事情？
省略的或模棱两可的问题	不知道教师究竟要得到什么信息	压力怎么样？
诱导性、提示性的问题	蕴含教师期望得到的答案，阻止学生思考自己的结论	你真的认为消费者得到他们想要的了吗？
吃力的	挑战学生的耐心，不能激励创造性思维	想一想，还有什么？

第 55 问 **提问时需要注意哪些策略?**

◆等待学生的答案

不要立即找同学回答问题,应给予学生思考的时间,研究表明教师等待学生 3~5 秒钟,学生的回应将增加一倍。如果等待过程中的沉默看起来漫长、尴尬,请忍受它。教师带着微笑、耐心、放松地等待学生的答案,这有利于增加学生的回应。

◆每次仅问一个问题

为了引发学生的回应,教师可以反复重复该问题,以使学生明确问题,但是,教师们往往在同一时间向学生提了若干问题,以致学生感到困惑,不知教师期望他们回答哪个问题,从而产生混乱。

◆不要回答提出的问题,仅在学生无可奈何的情况下给予答复

某些教师会有意或无意地给出问题的答案,如在问题中蕴含教师期望得到的答案,或者一不留神将问题的答案说出,这样不利于学生的独立思考,教师应尽量给予学生思考的机会。

◆重申或重新定位问题

很多时候教师认为他们提出的问题是清晰的,但是事实并非如此,学生往往会感到迷惑,不知所措,从而做出偏离主题的回答。此时,教师应重复问题,强调其中的关键语句,调整问题,或者让其他同学回答这一问题。

◆使用多样化的探究性和解释性的问题

关于主题的目的、功能或背景解释的提问,需要采取不同的方法来进行提问。教师应避免用"为什么""解释"等词语来进行提问,而应用一些线索性的词语来进行提问。例如:不宜使用"为什么急性胃穿孔的患者会出现腹痛,而且有可能导致患者死

亡？"建议用"急性胃穿孔引起腹痛的机理有哪些？急性胃穿孔最终导致患者死亡的原因可能有哪些？"

◆多样化的探索性问题能够激发学生不同的认知过程

例如：假定一个学生在外科学的课程中学习乳腺癌晚期治疗的相关知识，教师可以引导这个学生进一步探索"如果你是患者，你对治疗方案有哪些需求？会涉及哪些方面？为什么会有这样的需求？"然后，向所有学生提问将会更有激励作用，如："作为医生，你应该如何向患者及其家属解释各种治疗方式的优缺点？如何根据患者的需求，帮助患者选择较为理想的治疗方案？"

第 56 问　教师如何应对学生的回答？

◆积极地、热烈地表扬学生的正确答案或正确回应

教师可以使用"答得很好""完全正确""切中要害"等语句。这些语句与普通的表扬不同，教师通常会用"好""嗯"等词语来表扬学生的正确回答，但是那些表扬有点轻描淡写了。尤其是对很长的答案，教师应该尽力找到学生的优点，然后再做评价。

◆给学生的特殊回答做出中肯的评价

例如，如果一个学生为以下问题提供了一个优秀的答案，"建设医院管理信息系统的意义是什么？"教师也许会说："回答得很好，你考虑到了科学管理、节约诊治成本、改变决策方式等方面。"这个评价以一种明确而且强烈的方式给予学生一个卓越的评价，这也显示出教师认真聆听了学生的观点。这种评价比一个象征性的"回答正确"更有意义。

◆回应建立在学生回答的基础上

在学生回答之后，如果教师继续讨论这一问题，应当尽量将学生回答的关键要素和讨论结果结合起来。结合学生的答案进行进一步的讨论，这显示出教师对学生观点的高度评价。此外，通

过明确指出学生的名字，教师表扬了该表扬的学生。

◆谨慎对待学生的错误答案

不要在学生犯错时违心地说"回答正确"。一些教师不研究学生的答案，他们评论说"有趣，还有谁有其他观点？"在听到他想得到的答案前，教师不断地重复这两句话。因此，"有趣"这个词成了"错误"的代名词。我们提倡较直接的、诚实的评价，但是与此同时，对学生的责备也要谨慎，学生在教授和同学面前回答问题时，他们的内心是脆弱的，即使语调或面部表情的细微差别也会让他们有被贬低的感觉。大多数教授不会说学生的答案或学生太愚蠢，但是在和学生的交流过程中，他们会无意中表达出这种意思。切记，如果你使学生灰心丧气，学生的参与水平将直线下降。

◆避免使用诸如"是的，但是……"之类的语句

当学生的答案完全错误或部分错误时，教师常使用诸如"是的，但是……"之类的语句回应学生，虽然教师的本意是积极的，但给学生的整体影响却是负面的、有缺陷的。建议可采用以下模式：

等待 5 秒钟，以期另一位学生能够自愿做出正确的或者更好的回答。

询问学生，"你是如何得出这个答案的呢？"（注意，不要只是在你得不到合适答案时才使用这个语句）

"关于 A 方面，你回答对了，这一点很好；关于 B 方面，还需要补充 / 纠正，这样我们的观点 / 答案才能更完整。"

"谢谢你的回答，还有谁想回答这个问题，或者对刚才我们听到的问题进行评价？"

这几种模式显然并非适用于所有的课堂，这需要教师结合自身教学特点、课程特色和授课学生情况，进行再创造。

◆鼓励多种答案而不是一种答案

收集学生的若干个答案，提炼其中的要求，并对这些答案中相互关联的部分进行整合。

◆鼓励不同的学生参与

如果课堂中遇到只有一个学生（或几个学生）非常积极地回答问题，这会使教师和其他同学很被动。遇到这种情况，教师可以私下跟他（他们）沟通，让他（他们）明白教师非常欣赏他（他们）的参与精神，但是其他同学可能会因为他（他们）的热情而放弃思考，而教师更期望有更多的学生能参与到学习中。或者教师也可以参考表格中的提示，创造性地解决问题，如表3-3。

表3-3　鼓励不同学生参与提问的方法

技巧	策略	方法
等待	教师将注意力从学生的答案上转移到班里其他学生身上，提供其他学生回答问题的机会	和班里的同学进行眼神交流，告诉学生你需要全班学生的参与
认可	给予学生非语言的认可	点头告诉学生你已经听到回答
重述或者重新定位	重复或重新描述学生的答案，让其他同学来做评论或扩展，请学生详细阐述他的答案	"王佳说……其他同学有不同的观点吗？"
探索	请学生详细阐述他的答案	"你的……观点很独特，能说得再详细点？"
重新聚焦	请其他同学反思别的同学的答案	"这使用于这个情景下的所有的情况吗？"
中断	对学生的回答进行干预，如缩短个人的独白，或者停止对一个特殊的想法而进行长时间的探索	"让我们在一个更深的层次上看待你的观点。"
评价	教师必须不时地对学生的观点表达自己的判断，或者纠正，或者给予学生一个讨论方向	"事实并不……一致""与我们前面的观点有些矛盾""很好"等

第 57 问 回答学生问题的策略有哪些?

对于希望学生深入思考的教师来说,对待学生提问的技巧是非常重要的,学生的思考结果之一就是学生的提问,恰当的回答会有效地促进学生的学习参与度。

如果学生的提问不易回答,教师可参考以下情况:

◆当你不理解学生的提问时

让学生重复或重新定位该问题,这是帮助学生理清思路,帮助教师了解学生的好机会。如果学生再次表达后,教师还是不理解,可请其他同学帮忙翻译该问题,直到你明确地知道学生的问题是什么。

◆当问题与课堂教学内容无关时

问题本身不错,只是在这个时间提出不合适。认同学生问题的内在价值,保证不偏离当前教学主线。教师可以回复"这个问题在后面第 × 章是我们要学习的内容,××同学,到时由你来为大家解答这个问题,好不好?""这个问题很经典,××专著里有精彩的阐述,××同学期望你查阅后,能对这个问题的观点进行凝练,期末的时候分享下你的心得。"那么,你将会比回答问题收获得更多。

◆当你不知道答案时

捏造问题的答案是要冒风险的,没有法律规定教师一定要知道每个问题的答案,即使在你的专业领域,也有你不了解的内容。当你带着含有问题答案的参考找资料回到教室,你会为学生树立一个好的榜样。最好使你的学生参与到答案的寻找中,这样学生的参与度会更高。

◆学生的问题比较简单时

当学生的问题是课堂或作业中已经解决过的问题,教师不要占用太多课堂教学时间，可以告诉他们在哪里可以找到问题的答案。

◆挑战你权威的问题

例如，"您这门课的考试怎么这么难？""你让我们阅读的材料您自己读过吗？"保持冷静，微笑着，尽你最大能力给学生一个诚实、合理的答案。礼貌地、婉转地拒绝争论的可能性，私下解决这种问题，公共场合的争论会使教师非常被动，哪怕教师最后胜出。

第 58 问　如何使学生积极提问？

◆要求学生提问时，请他们清楚地陈述，自己耐心地等待，并感谢学生做出的贡献。

◆告诉学生提问并不是愚蠢的表现，而是表现出对主题的关注和思索。在学生问及一个观点的解释或重述，而这个观点教科书中已有或已经讲过，注意不要传递一丝你认为学生愚蠢的信息，更不能与学生开玩笑。

第 59 问　为什么学生不积极提问？

◆如果只有少数学生提问，这意味着可能大多数学生并未注意教师的语言，并未深入思考当前的话题。

◆学生可能担心老师批评，面子受损，从而害怕提问。

◆学生不提问，也可能是因为学生认为教师不希望他们问问题。如提问时间预留不充分等。

第 60 问　如何使学生在讨论中互相交流？

最好的讨论应该包括班级里很多学生的发言和彼此交谈。这种状态往往很难达到，通常你会发现自己处于乒乓式的对话——

一次只有一位学生与你交谈，或者陷入所有学生都只与你交谈的模式。你如何才能使学生彼此之间相互讨论呢？你可以参考以下方法。

◆让他们知道你希望他们彼此之间相互交谈，能形成自己的结论

◆对同学进行分组

对同学进行分组（5~8人），规定交谈时间，最重要的是让团队成员明确各自角色与分工（主持者、记录员、计时员、观察员、发言代表等）。

◆管理学生的发言形式，控制学生的发言时间

组内同学就主题首次发言时，可规定大家的发言时间，请其他同学不予评价和讨论，同时请记录员进行记录；在大家首轮发言结束后，可进行讨论、凝练。

◆对学生的观点进行再凝练

仔细听学生说了些什么，可在黑板上记录学生结论的关键词，进行再次凝练。

◆鼓励学生相互提问并回答问题，教师尽量避免自己回答问题

如"你们都同意这个观点吗？""这是一个合理的论据吗？"

第 61 问　如何应对不参与者？

◆在学生发言之前给他们写下自己观点的机会。这样能够帮助那些对自己观点犹豫不决的人和没有足够时间思考的人。

◆发挥团队带动作用。在小组中和其他活跃的课堂参与者一起讨论，能够帮助害羞的学生消除恐惧。

◆坚持就是胜利。如果你所有的努力都以失败告终，请不要因此担忧。再来一次，一些学生只是没能适应讨论模式下的

学习。

第62问 如何应对话过多者？

◆通过眼神、微笑或点头等交流方式，让学生明白你注意到他愿意发言，但是不要给他发言机会。例如，在你的问题说到一半时，你可以一边说话，一边直视热情的同学，朝他们微微点头，在结束提问时，目光朝向房间里的其他地方，那些同学就会领会你的意思。

◆可以尽量温柔、娴熟地直接告诉同学："××同学，我相信关于这个话题你有很多好的观点，但是在听你的观点之前，让我们一起听听其他人的观点。"

◆对于一位在交谈中不断自言自语的学生，教师可以带着微笑说："这个主题上让我们给其他同学一个机会，好吗？"

如果学生一直说个不停，教师可以这样说："等一下，你最后说×××，有没有其他人能说说这个观点与××的关系是什么？"

◆如果这些方法都不奏效，教师可在课后私下诚实地告诉他，你欣赏他积极发言的做法，但是你担心，这样其他同学发言的时间就不充足了。

第四节　课堂的回顾与总结

第63问 课堂结束时如何进行总结提高？

◆概括所讲的重点。

◆回到大纲中，指出教学进度，帮助学生理解已经学习的知识在整个学科体系中作用。

◆让一位学生总结本课关键概念，用自己的话简述本节课的学习内容。

◆留下悬念，让学生在下节课堂讨论。如"提出一个这堂课未能解决的问题"。

◆查看学生笔记，帮助学生巩固所学的知识。

◆提醒学生在下堂课前必须完成的阅读和作业。阅读能力的培养非常重要，它是学生专业能力成长的最大助力之一；阅读量的积累，也是学生有效沟通的基础。

◆给学生留出提问的机会和时间。

第64问　*如何避免临下课的混乱局面？*

教师普遍会面临一个现象，临近下课时，一些学生已经开始收拾书包、说话，或着急准备冲出教室，这明显会分散其他学生和授课教师的注意力。可以借鉴以下例子：

一位老师在第一节课变向学生表达了如下期望，"我保证，铃声一响我就会下课，但是你们必须向我承诺，不许提前准备离开教室，而扰乱课堂"。

第四章 教学技巧

第一节　了解学生与学习

第 65 问 ▶ **什么是学生？**

◆学生是人

这里的"人"，是指学生是一个能动体，具有发展自身的动力机能，具有参与教学活动的潜力；学生是具有思想情感的个体，有自己独立的人格、需要、愿望和尊严；学生具有独特的创造价值，能以自己的方式进行人类的创造活动。

◆学生是发展中的人

学生是发展中的人，身心处在变化之中，潜藏着发展的可能性。大学生具有与一般成人相似的身心特点，有着他们自己特殊的需要和独立发展的方式。因此，教师应首先尊重学生的"独特性"，不能完全以一己喜好去评价和要求学生。同时，由于学生"独立"与"不成熟"并存的特点，其发展必然需要教师的关怀和帮助。

◆学生是完整的人

学生是完整的人，也就是要确认学生"生命的整体性"。所谓"生命的整体性"，是指学生作为人的生命，是多层次、多方面的整体，而且这种生命"有各方面的需要，生理的、心理的、社会的、物质的、精神的、行为的、认知的、价值的、信仰的"。在教育教学活动中，学生作为人"是以一个完整的生命体的方式参与和投入，而不是局部的、孤立的、某一方面的参与投入"。

◆学生是以学习、接受教育为主要任务的人

"学生"这种特定的社会角色，其职能是学习，是接受教育，获得自身的健康发展。可以说，学习权利、受教育权利是学生应享有的社会权利。另外，学生存在着"无知""无能"、情感的不成熟、道德的不完善、对事物分析认识肤浅等不足，为他们学习、受教育提供了内在的根据。

◆学生是未来社会的主人

现代教育强调未来意识，现代教师更要有未来观念，既要培养学生适应未来社会发展的各种素质，更要通过教育活动培养学生对未来主人的角色认同，从根本上形成学生的主体意识和主体能力，让学生在教育中始终体验自己的尊严感："我是一个勤奋的脑力劳动者，是祖国的好公民，是父母的好儿女，是一个有高尚志趣、激情和不断进步完善的人，是一个关心民族和人类发展的创造者。"

第66问 如何了解不同背景的学生？

在课程的开始阶段，学生的背景有很大的差异。为了更进一步地了解学生，教师需要准备一些测试来评估学生的学习。

教师可以在第一堂课时通过发放问卷、提问等形式发现学生们的背景和兴趣。在上课过程中通过课堂提问、课堂观察，来了解学生的个性特点以及学习风格。

在课外，可以通过座谈、访问等形式，深入了解学生的思想动态、家庭背景以及生活状况，并且分析这些背景信息与学生的学业成就之间的内在关联，也可以通过现代通讯手段，如 QQ、微信、微博等进一步了解学生的价值观、兴趣指向和学习情况。

第 67 问　如何识别问题学生？

问题学生有两种：一种学生是确实学习困难，另外一种则是心理上的问题，认为教师和同学怀疑自己的能力。了解学生面临的困难，并建立学生可以接受帮助的环境，在这样的环境中，学生不用隐讳自己由于种种原因而带来的不良学习习惯。

当发现以下迹象时，有可能是问题学生：

◆上课睡觉

◆扰乱行为

◆退缩或回避

◆不适宜的幽默

◆作弊

◆面对学习任务和成绩有挫折感

◆逃课（特别是长期逃课）

◆显著的成绩下滑

◆挑衅同伴

◆考试成绩差

◆课上戴墨镜

◆孤立于同伴

第 68 问　如何帮助问题学生？

◆引导学生正确进行归因，消除学生学习的畏难情绪。

◆经常给学生提供解释、反馈以及必要的帮助。

◆帮助学生找出他们的实际困难，对成绩差的学生，给他们一些额外的学习材料。

◆需要注意的是，教师的首要任务是帮助学生学习，不需要去解决学生其他所有的问题。

语言学家约翰·瑞克福德（John·Rickford）认为"自信"对于学生的学术成功非常重要。教师要注意不要让自己对学生的假设增加学生的自我怀疑。他指出，院系不仅要给学生设定标准，也要提供条件去支持学生达到这些标准。举例来说，教师可以鼓励学生写一篇论文，然后指导他们去修改论文。也可以让本科生参与到教师的研究中，对于那些认为自己还不属于这所学校的学生，这是一个积极有效的方法。另外，教师在批评学生的时候，应当更多地强调积极的一面，避免苛刻的批评，学生往往是非常相信老师对他们的能力判断，这就是为什么一个简单的肯定就会激起学生学习的欲望。

第 69 问　学生应该学习那些内容？

1996 年，联合国教科文组织提出了现代教育的"四大支柱"，即学会学习、学会做事、学会合作、学会做人。

◆学会学习（learning to know）

学会学习是指要掌握认识世界的工具，要学会最迅速、最有效地获取信息、处理信息和运用信息，要学会广博与专精相结合，由博返约的学习方法。

◆学会做事（learning to do）

学会做事即学会在一定环境中工作的能力。要求善于应对各种可能出现的情况。不仅要学会实际动手操作的技能，更重要的是要具备一种综合能力，它包括如何处理人际关系的能力，社会行为、集体合作的态度，主观能动性，管理能力和解决矛盾的能力，以及敢于承担风险的精神。

◆学会合作（learning to live together）

学会合作也就是在人类活动中，要学会与他人一起参与。现代社会既充满竞争，也离不开合作。要学会在合作中竞争，在竞争中合作。既要尊重多样化的现实，又要尊重价值观的平等，增进相互了解、理解和谅解，加强对相互依存关系的认识。

◆学会做人（learning to be）

学会做人是指要学会适应环境以求生存，改造环境以求发展。每个人若要求得有价值的生存和发展，更有效地改造自然、改造社会，就必须充分开发潜能，发展个性，提高素质，增强自主性、能动性、创造性和责任感。

学会学习，学会做事，学会合作，学会做人，是互相联系、互相渗透、不可分割的一个整体。这四种学习，既不限于某一人生阶段，也不限于家庭、学校或社区等某一场所。它们正是建立未来终身学习社会的四大支柱。

第70问 学生的学习过程和方法是怎样的？

1. 学生的学习过程

学习是学生的天职。学习指的是学生有意识地为了积累知识、提高技能和自身修养而采取的活动，它既包括了个体行为的改变，又包括了个体意识倾向和潜能的变化。从词意分析的角度讲，"学"，就是获取知识和相关的信念，是一种吸收、吸纳并内化的过程；"习"，就是去应用、去动手做，把所学的知识技能在具体问题情境中运用。

学生是如何学习的，取决于学生的性格特点以及学习风格，此外还受到校风、学风以及教学风格的影响。了解学生的学习特征，有助于教师理解学生的学习行为，反思自己的教学策略，促进学生的深入学习。影响学生学习的因素如图4-1所示。

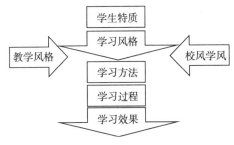

图 4-1 影响学生学习的因素

2. 学生的学习方法

（1）自主学习：是指素质教育改革过程中对学生学习的一种新要求，它要求学生要做学习的主人，主动自觉地去进行学习。自主学习强调三个基本的方面，即自我导向、自我激励和自我监控。

（2）合作学习：指学生在学习小组或团队中为了完成共同的学习任务，通过明确的责任分工而进行的互助性学习。合作学习作为一种学习方式，要求学生积极承担并完成个人任务，在学习过程中能够相互支持和配合，在解决问题的过程中能够群策群力、进行智慧的分享。

（3）探究学习：也可以称为研究性学习。所谓探究学习，指的是从学科领域或现实社会生活中选择和确定研究主题，在教学中创设一种类似学术（或科学）研究的情境，通过学生自主、独立地发现问题、实验、操作、调查、信息搜集与处理、表达与交流等探索活动，获得知识、技能，发展情感与态度，特别是探索精神和创新能力发展的学习方式和学习过程。

第71问 **不同学生群体有怎样的学习特征?**

◆本科生和研究生的学习特征

这两个阶段的学生在各自的学习动机、背景以及学习习惯上各有特点。研究生感兴趣的是他们的职业目标。这个群体常常已经具备某一领域的知识背景，并且熟悉这一领域的专业知识。他们习惯于独立工作并以此方式进行他们的课堂学习。本科生则相反，他们需要考虑各种各样的职业。学校开设的课程也许会决定他们是否会成为一个临床医生、药剂师或者科研人员。在教师的课程介绍中，要将研究对象与学生目标的关联，以及课程与现实世界的关系传达给学生，特别是当学生将该课程看作进入其他课程的阶梯时。在这种情况下，教师要特别注意给他们提供相关的佐证和案例，并且创造一个氛围，让学生感觉到他们有能力也有责任去好好学习。

◆本科新生的学习特征

对这个群体的教学要特别关注，因为他们还需要自我调适，以适应高等教育的学习环境。有的学生可能属于有其他特别需求的群体（如留学生）。课程内容的选择要小心地把学生引导到学科的语言和特性中，了解到学科的评价方法，同时说明对学生的期望有助于顺利、成功地完成这一过渡过程。

◆身体和心理残障学生的学习特征

残疾人在法律上的定义是：①身体上或是头脑有损害的人，这些损害限制了他们一些或者大多数的生活能力。②有这种损害记录的人。③被认为有这些损害的人。残疾可以是可见的，也可以是不可见的，可以是先天或后天疾病等造成的。每个残疾学生都会有不同程度的功能障碍，对日常生活造成了难以克服的困难或者相对不便。他们或者有肢体上的残疾，或者有学习能力上的缺陷。这些残障的学生大多聪明、积极、主动、饱含热情、目标性极强，并且在学术上有很好的准备。针对残疾人，要关注个体而不是他们的残疾，在课堂上教师需要给予他们一些具体的照顾。

◆留学生的学习特征

对于刚开始第一年学习的留学生，需要特别注意一些事项。教师需要做好以下准备：提升自己的文化感知水平和有针对性地改进教学方法。文化感知能力可以通过培训项目得到发展，而对于忙碌的教师来说，最为现实的方法就是与相关留学生群体建立课外联系，或者是通过阅读跨文化书籍增进对这一群体的了解。好的教学原则也同样适用于这个群体，但是需要特别注意教学语言的使用，尤其是语速、发音，以及不必要的复杂句式的使用。

第 72 问 **什么是"以学生为中心"的理念？**

1. 基本理念

◆ "以学生为中心"是以学生的学习和全面发展为中心。

◆ "以学生为中心"应强调三个"着力于"：着力于学生的发展（教育的根本问题是人的问题，人的发展问题）；着力于学生的学习（在教学中，"教"是手段，"学"是目的）；着力于学生的学习效果（教学评价的重点应该是"学"，学生的"学习效果"，而不是"教"，应该将评价结果及时向教师反馈，让教师了解自己教学中存在的问题，从而不断改进教学，提高教学效果）。

◆ "以学生为中心"，最根本的是要实现从以"教"为中心向以"学"为中心转变，即从"教师将知识传授给学生"向"让学生自己去发现和创造知识"转变，从"传授模式"向"学习模式"转变。因此，学校要从"课堂、教师、教材"（老"三中心"），向"学生、学习、学习过程"（新"三中心"）转变，真正关注学生的学习。

2. 理论基础

"以学生为中心"的理论基础是建构主义学习理论。其认为，学习过程是学习者主动构建知识的过程；学习活动是学生凭借原有的知识和经验，通过与外界的互动，主动地生成信息的意义；学生对知识的理解不存在唯一标准，而是依据自己的经验背景，以自己的方式构建对知识的理解。因此，学习是自主构建、相互作用、不断生长的过程，即学习过程不是教师简单传授知识的过程，而是学生根据外在信息，通过自己的背景知识，自我构建知识的过程；外部信息（包括教师的讲授）本身没有意义，意义是学习者通过新旧知识和经验间反复、双向的相互作用过程构建而成的；教学应把学习者原有的知识经验作为新知识的生长点，引导学习者从原有的知识经验中不断生长出新的知识经验。

3. 发展历程

"以学生为中心"是国际高等教育发展的必然趋势。1952年，卡尔·罗杰斯首先提出了"以学生为中心"的观点。20世纪中期，美国学者提出了"以学生为中心"的本科教育理念，引发了本科教育基本观念、教学方法和教学管理的系列变革，给高等教育带来了巨大的影响。1998年，联合国教科文组织在世界首届高等教育大会宣言中提出"高等教育需要转向'以学生为中心'的新视角和新模式"，要求国际高等教育决策者把学生及其需要作为关注的重点，把学生视为教育改革的主要参与者，并预言"以学生为中心"的新理念必将对21世纪的整个世界高等教育产生深远的影响。另外，当代信息技术创造了跨时空的生存方式、工作方式和学习方式，使大学的学生超越了传统教育和传统课程与教学模式。从以教师为中心的知识灌输型教学模式，向以培养和提高学生自主学习、团队学习、创造性学习能力为中心的个性化教学、导学模式转变，是高等教育从工业时代走向信息时代必须完成的历史性变革。

4. 教师责任

在实现"以学生为中心"的转变中，教师无疑负有重要责任。

除教育思想、观念的转变以外，要特别关注课程改革和教师培训。要根据学生学习的目的建立合适的课程结构，以满足学生学习的需要。课程结构变革要以人为本，着眼于学生的全面发展，注重培养学生的创造力和创新能力，注重发展学生的个性，培养学生自主学习的能力。当前，根据大学生的学习状况和学习需要，特别要加强文化素质教育课程，开设批判性思维课程，创设个性化课程，重视实践性课程。要根据学生的学习状况，选择、创建合适的教学方法，以提高学生的学习效果。要通过建立学校教师发展中心、举办培训班等多种方式，组织教师学习教育理论，探讨教学方法，并进行一些先进的教学方法的训练，使教师得到提高，自觉转变教育观念，运用先进的教学方法。另外，教师应加强对学生学习的指导，要引导学生掌握正确的学习方法，学会学习。

第二节　传统理论教学

第 73 问　传统理论教学是什么？

传统教学法是指"教师通过系统、细致的讲解，使学生掌握大量知识的教学方法"。其形式比较单一，一般都是教师站在讲台上讲，学生在下面被动地接受，这种教学方式教师自由度比较大，而学生只能被动地接受。这种教学方法以"课堂中心，教师中心，教材中心"的"三中心"为理论核心，重视教师对学生的管教和对学生学习的控制，强调通过课堂教学对学生进行系统的文化知识教育。

第 74 问　传统理论教学的特点是什么？

1. 传统理论教学课的优势

◆教师接受过专业训练，能按照教学原理，有目标、有重点地开展教育教学活动，保证学生顺利地学习。

◆教学十分重视知识的系统性，学生能获得比较系统的基础知识。

◆师生之间是在面对面的过程中进行教与学，教师的言行举止对学生具有潜移默化的身教作用。

◆传统理论教学课有利于增强教学效率。教师通过课前精心准备和课堂中系统化地讲述，可以在短时间内把大量有价值的信息传递给学生，班级授课的教学组织形式使信息以一对多的方式传递，大大节约了教学成本，提高了教学效率。

◆传统理论教学课有利于控制教学进程。在教学过程中，教师掌握教学主动权，可以更好地把握知识的难易、教学的节奏、师生的互动，根据教学内容和学生特点随机应变，以达到较好的教学效果。

2. 传统理论教学课的劣势

◆传统理论教学课不利于发挥学生的主动性。传统理论教学突出教师在教学过程中的主导作用，以教师的讲授为主。学生被当作是知识的被动接受者，而不是学习过程的积极参与者。

◆传统理论教学课不利于因材施教。传统理论教学课以统一的步调开展教学，不能很好地兼顾学生的个体差异。

◆教学重知识结论、轻知识过程与能力培养，不利于创造型人才的成长。

第 75 问 准备传统理论教学课的步骤有哪些?

◆钻研课程目标和教材,确定教学目标和重难点

教学目标是否恰当,直接关系课堂教学效率的高低,因此教师备课时要钻研新课标和教材,明确教学中让学生学什么、弄懂什么、解决什么。

◆精心设计教学方案

教学方案是教师在备课过程中对将要讲授的一堂课的总体规划,它是实现课堂高效率的前提。教师在备课过程中不但要认真研究教学大纲和课程标准,掌握教学目标,而且要了解学生的认知能力和现有的知识水平,更要吃透教材,内化教材,熟悉教材中的每个知识点,知道和教材内容相关的背景知识,并预测学生在学习过程中可能出现的问题,针对这些问题选用恰当的教学方法。

◆采用多种手段激发学习兴趣

教学方法是实现教学目标的重要手段,选择恰当的教学方法,优化教学结构,是教师课前必须做好的一项工作。如注重理论与临床实际的联系,制造认知冲突。教师在教学中,可以通过设置情境,以问题来引发学生的认知冲突,使学生产生迫切学习的心理需求,从而营造积极的课堂气氛。

◆准备教学用具,提高教学效率

教师应掌握现代教育技术,将数字化、智能化、网络化和多媒体化的教育工具引入课堂,将图文并茂、视听结合的教学资料呈现给学生,使得传统教法中抽象的书本知识转化为学生易于接受的立体化多元组合形式,使得教学过程与教学效果达到最优化状态。

◆准备板书设计，增强教学效果

教师要想上好一节课，还要注意板书的科学设计。良好的板书就是有声有色的教学语言和教学图画，它的直观性、形象性、启发性可以把讲授的内容系统化、简洁化，帮助学生记忆、分析、消化、巩固所学知识。

◆课后反思，完善教学过程

课后反思是指教师在上完课后，对课堂上教学所获得的反馈信息进行总结，并找出不足，思考改进，为下一个班或以后的教学做出更好的准备。

第76问　开展传统理论教学课的过程有哪些?

1. 准备

◆明确本课的教学目标，明确学生应掌握的基本知识、基本技能；充分展示对问题的推理过程和使用的方法，培养学生某一方面的能力。将思想情感、价值观的培养体现在教学过程中。

◆准备教学大纲、教案（教学设计）和其他的教学材料。

◆教学内容要正确，具有科学性、思想性、趣味性和逻辑性。

◆教学组织严密，授课开始要合理导入，吸引学生的注意力，强调授课内容；中间利用注意力集中规律，组织教学，做到内容充实、重难点突出；结束的时候还要归纳总结、深化主题，巧布悬念、再激新疑，布置作业、点拨指导。

◆教学方法恰当，坚持启发式，避免注入式教学，根据教学内容将讲授法、讨论法、演示法等多种方法灵活应用、有机结合。

2. 鼓励听众

◆开始的时候注意多使用引用、戏剧性的画面，或者其他与主题有关的手段。

◆综合视觉手段、多媒体、课堂讨论、行动教学、小组教学，以及同伴互相学习等各种学习策略。

◆联系学生先前的知识和经验讲授新的知识。

◆给学生时间思考，给他们反映自己想法的真正机会。

◆为不同的学生设计教学，使用语言、视觉、动感等方法，如实际的动手联系和模仿等方法。

3. 取得反馈

◆注意学生非语言的交流，如笔记，对问题的反应，对幽默的反应，眼神交流，坐姿等，以此来检验学生是否注意听讲。

◆使用 1 分钟问题或者其他的评估方法。让学生对问题做 1～2 句话的回答，了解学生的学习情况。

◆时不时在课堂中针对讲授内容进行小测验，来看学生是否真地理解教学内容。

◆做期中教学评价，或者询问学生的建议和意见。

第 77 问　开展传统理论教学课的注意事项有哪些？

◆一堂课最好不要超过 3～5 个要点。如果超过了 5 个要点，最好将一部分内容挪到下堂课。

◆先告诉学生你要讲什么，然后再讲授，最后总结你已经告诉了他们什么。

◆大多数学生只能一次集中注意力 5～10 分钟。可以利用这段时间简要地陈述核心概念，然后用一个小的总结让学生听明白。

◆使每个小的总结可以引出接下来要讲的部分。小结后可进行结构化的讨论或问答，也可以在不同知识模块间做适当的停顿。研究发现，在授课要点之间停顿默想两分钟，可以提高学生对知识的习得。

◆把你的讲授分成小段，通过学生参与以及在演讲课中使用多媒体来引起学生的注意。每过 10 分钟就互动一次，能够有很好的效果。

◆注意学生的反应。如果学生出现迷惑的表情，说明你需要用更简单的方式来表述刚才的观点，如给出具体的例子，要求学生回答问题。如果学生在疯狂地记笔记，说明需要放慢速度，对刚讲过的要点再总结一下。

◆留出时间让学生思考。讲完一个复杂的知识点就需要停顿一下；尽量使讲授简单化，一次只就一个新的点展开，直到让学生深入了解。

第 78 问　如何进行传统理论教学课的形成性评价？

1. 概念

形成性评价是指在教学活动进行过程中，为调节和完善教学活动，保证教学目标得以顺利实现而进行的确定学生学习成果的评价方式。

2. 特点

形成性评价的突出特点是充分重视评价的过程，教师不仅是评价的客体，也是评价的主体。形成性评价是学生与教师在同一个教学模块中共同参与、双方得到反馈并改变教学内容和方式，从而提高教学水平的一种教学活动。评价的结论对整个教学过程提供诊断性意见，通过反馈不断完善评估体系。

形成性评价的设计需根据课程的教学性质和教学目标，围绕单元目标和课时目标，教学内容、形式和评价体系等进行。

3. 原则

形成性评价的原则：科学性原则、导向性原则、多元化原则、激励性原则、情感原则、可行性原则。

4. 评价方式

形成性评价的评价方式有教师自评、教师互评、学生自评和学生互评等几种方式。

◆教师自评需要教师在授课过程中针对学生兴趣及时调整教学方式。

◆教师评价部分由平时考勤、课堂纪律、学习积极性、课前提问、回答问题时学生思维的创新性、课堂讨论、平时作业、阶段测验等组成部分。教师根据学生的综合表现，及时调整教学模式和教学思维。

◆学生自评和学生互评部分包含课前预习、课堂表现等。

5. 注意事项

◆应用评价手段时应注重实现学生评价的主体性，淡化教师作为评价者的角色，使学生由被动受评者变为主动参与者，进而通过学生的自评，不断自省和反思，最终改变学习方式和方法，达到主动学习的目的。

◆教师评价时，还要发挥教师的主导性，对学生实时引导，及时帮助。

◆注意评价的方法，制定详细的评价标准。

◆评价时将学习态度、与人合作、自主创新、积极交流、学习成果等同时纳入考察范围，不要重结果轻过程，更不要只流于表面，而不关注学习实质和效果。

◆可以采用学生自评、小组互评、教师评价相结合的方式，努力让评价更科学、公正。

◆有效组织教学，长期坚持评价，并及时反馈给学生，让学生及时了解自己的学习状态，有效改进。

◆将评价与班级管理和学生评优挂钩，对进步大的学生要及时给予奖励，强化学生的学习动机，提高他们的学习积极性。

第三节　实验课教学

第79问 实验课教学在达成哪些独特的教学目标上有优势？

实验课教学是自然科学教学的重要组成部分，是了解基础科学研究过程，实现教学任务必不可少的环节。实验的核心要素是创新和实践，教学目标是实验课教学的出发点，是实验课教学的灵魂。"有效的学习始于准确地知道达到的目标是什么"，好的教学目标可激发学生的学习动力。实验课教学的直观性、实践性、探究性是其区别于理论教学的特有属性，其能实现理论教学所不能实现的教学目标。

实验课教学一般有多种教学目标，但是有些教学目标只有在这种教学环境才能达成。现代大学本科实验课教学目标分为实验方法、科学态度、实验能力三个维度，学生可通过实验活动在这三个方面得到提升。

1. 实验方法

实验课教学，不应仅仅向学生传授实验知识和操作技能，使学生了解"是什么""为什么"和"怎么做"，还要教给学生如何通过实验来解决问题、认识世界。这里的"实验方法"是指与实验相关的科学方法。学生掌握了科学相关实验方法，不仅可以运用自己的智慧去进行实验活动探索未知，而且可迁移到其他方面，在科学研究、日常生活和社会生活中都可以发挥巨大的作用。

2. 科学态度

实验过程是认知、情感和行动协同进行的过程，培养学生实事求是的科学态度是实验课教学所特有的教学目标，为在实验过程中取得可靠的实验事实和现象，必须坚持实验观察的客观性，克服主观性和头脑中的任何偏见。坚信实验事实，尊重观察到的真实现象。如果实验失败就应运用理论思维对失败的原因进行认真分析和探讨。因此，科学态度的培养是实验课教学很重要的一个教学目标。

3. 实验能力

实验课教学促进学生动手能力的提升，这是本科实验课教学最根本的教学目标。实验能力是在实验活动中形成和发展的，直接影响实验活动的效率，保证实验活动顺利进行和完成的个性心理与生理特征。广义的实验能力应该覆盖实验活动的全部过程，包括选择和确定实验课题的能力；设计实验方案的能力；实验操作能力；收集和处理实验事实、实验数据并做出结论的能力等。

第80问　验证性实验、综合性实验、创新性实验的作用及意义有哪些？

1. 验证性实验

◆验证性实验是针对已知实验结果进行验证的重复性实验。

◆其目标是巩固和加强有关知识内容，培养实验操作能力。

◆其作用在科学教育、科学研究中都不可或缺，无法替代。

2. 综合性实验

◆综合性实验是建立在验证性实验基础上的实验。

◆其目的是培养学生综合运用本专业知识的能力。

◆开展综合设计性实验，可激发学生学习的积极性，培育学生的创新精神、综合分析问题和解决问题的能力，进一步培养学生灵活运用所学基本理论、基本知识和解决实际问题的能力。

3. 创新性实验

创新性实验旨在探索并建立以问题和课题为核心的教学模式，倡导以本科生为主体的创新性实验，可调动学生的主动性、积极性和创造性，激发学生的创新思维和创新意识，逐渐掌握思考问题、解决问题的方法，提高其创新实践的能力，带动学生在本科阶段得到科学研究与发明创造的训练，改变目前高等教育培养过程中实践教学环节薄弱，动手能力不强的现状。创新性实验是学生参与科研的重要途径，必将在人才的培养中发挥日益重要的作用。

第 81 问 实验课教学的课程准备需要考虑什么？

准备实验课程，需要明确以下几个问题：

◆根据教学大纲和教学任务给学生安排什么样的实验，达成什么样的教学目标。

◆怎样才能很好地将理论和实验相结合。

◆怎样平衡和组织实验中的独立学习与合作学习。

◆实验需要什么设备、器材、试剂、药品，本实验室是否具备。

◆对于某些生物、化学实验，实验过程中的安全如何保障。

实验课程的具体内容应清楚地显示希望学生掌握的有关基本技能和实验技术，同时告诉学生通过课程应当掌握哪些基本技能和实验技巧。

第 82 问 如何将实验课和理论相结合？

医学实践教学是理论教学的支撑和延伸，是以能力培养为目的的医学专业教育的核心部分，其核心任务是培养和训练医学基本技能、科学思维和分析能力，以及科学探索精神，引导学生树立严谨的科学作风，学习正确的基本技能和临床操作。通过突出专业特色的技术型医学人才实践培养，可以有针对性地提高学生的专业技能，并提升专业竞争力。由于各种原因，教师经常忽视理论课程对于实验课程的指导作用和实验课程对于理论课程的促进作用，使理论教学与实验教学大部分存在明显脱节。

学生在基础实验操作过程中，通过各个实验教学平台实施的开放教学讲解，使学生对实践课程进行先期预习，正确掌握常规仪器使用方法，同时教师及时向学生介绍最新实验技术和学科进展，可提高实验教学效果，为以后科研工作奠定了基础。

做课程计划时可将理论教学和实验教学相结合。实验内容不合理或是理论课和实验课两者时间间隔过长，可能降低实验教学的效果，因此在教学进度上实验课应紧跟理论课之后安排。教师讲完原理后在短期内指导学生操作对应的实验，让学生更加深入地理解原理，将自己所学的原理运用到实际中，这样不仅提高了理论学习的效率，同时加深了对所学理论知识的理解，更能提高他们的实际操作能力。

理论课与实验课两类课程的互相结合包括实验内容的匹配和授课教师的匹配两个方面。理论课与实验课内容的匹配问题对于学生学习能力和动手能力的提高至关重要，对已有的实验的内容进行改革整合，对一些陈旧和重复的内容进行删减，少一些简单重复的验证性实验，多一些复杂、综合、可探究型实验。

授课教师的匹配。在实验课上，实验老师与理论老师应充分配合，共同辅导学生，为学生答疑解惑，无论是原理上的问题还是实践操作上的疑问，都应该在实验课中得到及时的解答。

此外，理论课教师可以把自己的科研课题适当地融入平时的理论教学中，让学生了解到与实际紧密相连的理论知识。学校与教师应提高对实验课的重视程度，提高实验课程所占比例，加快实验课程的改革，最终能使实验课程不再与理论课程分离，让实验完全融入理论教学中，不再区分实验课与理论课。

第 83 问 如何计划和检查实验？

做好课程计划，从根本上保证实验内容能与教学大纲、教学任务及教学目标相匹配。做好教学进度，保证实验课紧跟理论课之后安排。为保证实验课的顺利进行，实验课授课教师应在实验之前进行预实验，并检查最后的结果。对实验中可能出现的问题要心中有数，并要有与之相关的解决办法。上课之前，确保相关仪器、设备运行良好，以保证实验能够得到预想的结果。对学生提出的实验要求应简单明了且具有可操作性，以保证学生不会因为不清楚的指导或者计算困难而影响实验的完成。

实验课的安排包括教师检查实验过程和实验结果的环节，这能够帮助学生检查他们的结论，并且结合理论去理解实验结果。在条件具备的情况下，对现有的实验仪器、设备进行智能化改造，如高性能嵌入式处理器的应用使得仪器具备实时数据处理功能，设计并开发面向实验课程的集课前网络预习、课堂自助签到、实验数据上传、实验数据自动评判等功能于一体的课堂教学管理系统，以提高实验课堂中师生互动性、实验教师的教学效率。学生在实验过程中产生的实验数据最能体现学生的实验情况，教师对学生实验数据的有效监控为教师评判学生的操作能力提供了有力的依据。

第 84 问 临床实训教学与其他实验课相比有哪些独特之处，教学过程中有哪些教学方法？

1. 临床实训教学的特点

临床实训教学是一门独立的操作课程，是医学教育的重要组成部分。实训课是医学生从学校走向社会，将书本知识运用到实践，从学生过渡到医生的过程。实训课质量的好坏，直接影响医学专业学生能否顺利走上工作岗位。

实训教学中可能会出现操作流程遗漏或错误的现象，存在操作不规范、准确性差等情况。因此开课前必须统一培训教材，且统一对授课教师进行培训，以保证操作流程的科学性、规范性。临床医学生必须通过实训课这一环节进行严格的规范化操作技能训练，才能尽快将理论知识应用于临床实践中，减少操作失误。

2. 临床实训教学的基本流程

实训课教学前应对操作流程进行分解、归纳，整理出适合相关专业的教学操作基本流程。明确操作前准备、操作程序、操作完成后的处理等环节的重点、难点。根据整理好的操作流程，分步骤进行教学。

教学过程当中，对每个步骤进行考核，考核通过后再进入下个步骤。完成整个操作流程的分步教学后，再进行整合教学。整合教学过程中突出每步之间的衔接，以及过程当中的规范性和完整性，最后进行整体操作考核，通过后方可进入下一个项目教学。

3. 临床实训教学的教学方法

重视实训教学并进行不断改革，使实训课既有利于学生对医学基础理论知识的复习巩固，又能使学生掌握规范的操作技能，为进入临床实习打下坚实的基础。其教学方法主要有：情景模拟教学、临床案例式教学、项目教学法、分解－整合等，实际教学过程是相关方法的综合应用。

第四节　讨论课教学

第85问　什么是讨论课教学？

讨论课教学是"教师和学生共同参与探寻知识的一种教学方法"。具体来讲，讨论课是由教师在课前事先布置理论争议或案例，学生搜集资料形成发言提纲。课堂上教师先分组安排学生讨论，学生在组内讨论形成共识后，再推举代表发言，然后教师总结，最后学生针对教师总结的争议发表自己的观点和见解。

不同专家对于讨论课有不同的理解，综合来讲，基本上都涉及以下几个方面：

第一，讨论课的主要参与者是学生。

第二，讨论课要有问题或主题等作为议题。

第三，讨论课是一种教学方法。

第四，讨论课能够促进学生自主学习能力的提高。

第86问　讨论课教学的形成背景是什么？

"讨论课"这种教学方法早在中国古代便有，孔子的教学常常是在与弟子们的讨论中完成的。苏格拉底也是讨论课的重要创始人，苏格拉底的讨论课受到很多人的推崇。

大学中最早的讨论课是德国的研讨会（seminar）。早期的研讨会类似于中世纪大学的循环辩论课，主要做法是：事先指定某个学生在一周前写好论文，并送给参加研讨会的每个成员阅读，然后大家围绕这篇论文进行讨论。这种方法后来由德国传到美国。

现今，讨论课是美国各大学授课体系的有机组成部分，主要用于本科生教学，其与高年级研究生的讨论（seminar，又译"研讨班"）有相似之处。一般是在主讲教师上完一到两次课后，由辅助教师组织学生进行讨论，讨论内容不能超出主讲教师的授课范围，通过讨论，学生自主学习的能力逐渐形成，见解独到的思维得到启发，进而获得认知、发现、分析和解决问题的能力。使学生学会学习，做到学会自学，学会有效学习，学会自主学习，学会创造学习，学会合作学习。

第87问　讨论课一般分为哪几类？

1. 根据教材内容的特点分类

◆单项分类讨论

将某项单项知识点作为讨论议题，通过这种讨论，能较好地解决学生中普遍存在的、带有共性的模糊认识和疑问。

◆相关对比讨论

把互相关联的内容放在一起讨论，以便形成深刻的印象。这种讨论方法比单项分类讨论更能突出知识点的特点，使学生印象更深、理解更好，更有助于培养综合分析的能力。

◆同类综合讨论

把同类内容放在一起进行讨论，使学生了解在共性中还有个性差异，共性寓于个性之中，从而启发学生的发散思维。

2. 根据教学要求与学生实际情况分类

◆辩论式讨论

这种讨论方式运用于封闭式命题讨论及中班课和大班课的教学组织。教师课前组织学生通过抽签确定对讨论命题持肯定观点或否定观点，分为正反两方，分别组队进行讨论。

◆顺序式讨论

这种讨论方式适用于半开放式命题的讨论，在大班、中班和小班教学中都可采用。教师在上一节课授课小结时,将讨论课题作为课后作业布置给学生,由学生根据自己的分析理解,从中选择一种判断撰写发言提纲。由教师选择或由小组推荐有代表性的学生参加课堂讨论。上课时,由教师按预先确定的发言顺序,组织学生进行讨论。

◆自由式讨论

这种讨论方式适用于开放性命题,在小班教学中采用效果较好。学生在接触到讨论课题后,根据教材和教师提供的参考资料,独立自主地对命题进行理解、分析,撰写发言提纲。在讨论课中不组队,不排顺序,学生根据计划中预先确定的讨论规则,在教师的指导下自由发言。

◆研讨式讨论

这种讨论方式适用范围比较广,但对学生的知识水平和表达能力的要求是最高的。让学生根据讨论议题撰写发言稿,并阐述清楚自己的论点和论据,供全班学生一起研讨。

第88问 讨论课的操作流程有哪些?

1.一般模式——"四步走"模式

◆由授课教师提前布置要讨论的问题。

◆学生在课外按照教师的要求查阅资料,或开展实地调研,并撰写小论文或发言提纲。

◆讨论课上,由教师点名或让学生自由发言,教师进行旁听并做出记录,同时给发言学生打分。

◆教师在讨论课结束时进行小结。

2.新模式

◆精心选择课堂讨论的问题

问题应符合四个特征:一是问题的重要性,目的在于将有限的课堂教学时间用在刀刃上；二是问题的争议性，被讨论的问题不应只有唯一的答案，应通过广泛而激烈的观点交锋，让学生自己做出正确的判断；三是问题的可发掘性，被讨论的问题应该通过学生查阅文献、开展调查来获取素材，不应是学生不经深入思考随便提出的话题；四是问题的兴趣性，被讨论的问题应该能够吸引广大学生的兴趣，同时也是学生知识和能力所及的问题。

◆提前向学生下达任务

这一步教师的"主导"作用很重要。教师不应简单地传递信息，应有一个调动学生兴趣的过程。教师要向学生阐明被讨论问题的意义、目的和要求。教师要将任务布置清楚，甚至可以具体到知识点，让学生就这些主题和知识点搜集资料，进行思考。

◆为学生创造良好的辅助条件

为了提高学生对问题的讨论水平，教师应给学生创造良好的辅助条件。包括向学生列出必要的参考文献、向学生提供社会调研单位及其联系方式等。这种辅助信息的提供对提高课堂讨论的效果是很有必要的，一方面可以使学生少走弯路，减少无效劳动；另一方面可以提升学生对实现目标的期望概率，进而激发出学生更大的探索热情。

◆让学生提前进行团队学习和交流

在下达任务时，既给每个学生下达任务，又要给学生自主组成的团队下达任务；学生自主组成的学习团队规模一般6人一组，尽量不超过10人；在课外，团队成员在内部进行充分交流，并写出团队讨论报告；由团队成员推荐团队发言人，由其代表所在的团队成员在大会上进行公开交流。

◆大会交流，学生自评与互评

在各团队的发言人交流本团队讨论的观点时，团队之间进行自评与互评，相互打分。每个团队发言人的平均得分作为本团队成员的讨论课成绩。

◆教师做出高屋建瓴式的总结

讨论结束后，教师应再次发挥"主导"作用，需要对本次讨论做出高屋建瓴式的总结。教师需要从讨论形式、内容、观点的正确性、优点以及存在的问题等主要方面进行总结性评价。既要充分肯定学生的努力和水平，也要指出存在的不足。

◆及时向学生发布互评成绩

授课教师收到各团队的互评成绩后，应及时算出每个团队的平均成绩，并尽快向学生公布成绩。

◆对讨论课进行评价，以求以后进行改进

第89问 开展讨论课教学必需的因素及条件是什么？

做好讨论课的组织是上好讨论课的关键。讨论课的组织包括以下几个方面：

◆讨论的问题应该具有吸引力

应该根据学生的能力、特点选择具有一定意义和感兴趣的讨论题。理论上的关键点、敏感点，学生在理解运用上的难点，既有研讨的价值，又能引起学生的关注，这样易于形成讨论，激发学生积极参与的热情，诱导学生不自觉地投入进去，并逐步将之推向高潮。选择讨论问题时，还应注意所讨论问题的难易程度。

◆教师要对讨论进程有细致的评估

评估学生对讨论的问题所具备的前提知识的熟悉程度，以及讨论过程中可能遇到的问题，这样能有的放矢地拟出较为明晰的指导提纲。再者就是让学生做好预习，教师应先拟出讨论题的要求并告诉学生，让学生有预先思考的余地，为讨论的顺利进行奠定基础。

◆合理安排讨论课的时间

合理安排讨论课的时间，既能让学生学到知识，又能培养学生思考和自学的乐趣。课堂应该以传授知识为重，避免只为讨论而讨论，这样知识的落实就很差；再者，应避免讨论中只为知识的传授而讨论，这样学生对讨论课的兴趣会有所下降。所以要合理安排讨论课的时间，找出学生普遍存在的、重要的、感兴趣的疑难问题，不失时机地组织讨论。

第 90 问 开展讨论课教学需要注意的问题有哪些？

讨论课一般可以分为课前准备、课中实施、课后总结三个阶段，每个阶段都有一些细节问题需要注意。

1. 课前准备

◆开始部分最重要的事情是确立讨论的目标。如你是否希望学生应用新学习的技能、思考新的学科问题、学会批判地分析观点、练习综合分析冲突的观点，或者将学习的内容与他们自己的生活关联起来，达成这些目标需要不同的技巧指导。

◆精心选择议题。议题的选择按上述要求进行。

2. 课中实施

◆如果讨论组过大，则把它划分成更小的小组，每个小组应对同样的问题或者是不同的问题。教师可以在小组之间走动，必要时给学生提供指导，并回答学生的问题。在讨论快要结束时，留下 20 分钟，召集整个班级，让各个小组互相进行报告。

◆在讨论的安排中注意调动各种协作关系，尤其是组内协作和组间协作。充分考虑学生的不同学习风格，根据学生数量和特征进行合理匹配，根据不同小组学习风格特点安排学习任务，同时注意小组之间的交叉渗透。

◆每次让一名学生记下讨论中涉及的主要观点，并负责下节课将笔记的复印件带给每一个学生。教师和学生应该复习这些内容，并做必要的修改。这样能够帮助克服讨论好像没有留下什么的感觉。

◆无论选择哪种讨论形式，请保持前后一致。如果是学生对议程负责，或者是负责通知下一位报告人，即便讨论的进展和你希望的方向不一致，教师也不要突然把这部分工作接管过来。与此相似，如果通常由你来决定接下来说些什么，即使学生没有采纳其他人的意见，也不要惊讶。

◆避免迅速奖励学生的回答。迅速奖励意味着第一个回答问题的学生立刻说出了答案，或是立即认可一个学生给出的答案是正确的。这阻止了其他学生评价他们的答案，并打断了他们思考的过程。

◆学生做出回答之后，让其他学生给出评论，而不是教师自己来评论。这表明教师希望整个小组参与到讨论之中，同时弱化自己的影响。

◆对学生的回答不管是正确的还是错误的，都要给出积极的强化，这有助于创造一个安全的环境，使学生能够积极发言并说出新观点。对正确的回答给出强调，可以通过语言或面部表情来肯定；而对不正确的回答给出强化比较困难，要求学生详细解释他们的答案，而不是立即对不正确的答案进行更正。如果你问的是信息类问题，需要直接告知这个答案是错误的，但不要对提供答案的人表现出蔑视。

◆一旦讨论集中于若干问题，学生将投入讨论，你可能要成为学生讨论的主持人、仲裁人和总结者。一些小组可以没有任何困难地维系讨论，一些小组可能需要教师的指导或不时地规范。教师需要了解每一个小组的讨论情况。

◆在观点发展过程中，使用诉诸客观证据的方法，而不是以权威的地位来决断争执。如果争执是有关价值标准的，帮助学生澄清他们的价值，学会尊重彼此的价值观。争执常常能够为有趣的书面作业奠定基础。

◆尽可能地自然、放松。在轻松的气氛中，学生更容易对学习产生自发性并因此而感到兴奋，许多学生会更享受讨论。当然这并不意味着教师要放任对课堂的控制，更不是说教师不需要事先考虑好讨论的内容。

◆教师要充分尊重学生，鼓励学生讨论，认真听取学生的观点，实现良好的师生、同学互动。及时矫正学生的缺点和偏激倾向，引导学生用科学的数据、严谨的思维及严密的推理论证自己的观点。鼓励学生提问和思考，不能否定或嘲笑学生提出的各种问题。

3.课后总结

◆总结相关议题准备的情况，包括讨论的广度、深度、进展的程度、具体观点的正确与错误等，让学生知道自己的看法正确与否；有些还没有定论的问题也要对学生的见解进行评价，比如观点是否有充足的论据作为支撑，论据的证明力如何等。

◆学生的表现包括课前准备是否充分、查找资料是否到位、形成论据是否完善等；还有课堂表现是否积极、反应是否迅速、陈述己方观点是否全面、反驳对方观点是否到位等；有多少学生参与了讨论，注意谁参加了谁没有参加，找出没有参加的原因，检查讨论的风格，是不是充满启发性，充满互相尊重。

◆教师要征求学生对讨论的反馈。认真总结教学中存在的不足，持续改进讨论课教学内容。

第91问 讨论课教学如何考核？

讨论课教学考核形式应为老师评价、学生评价和学生互评同时进行。

对学习进行评价，从主体的角度可以有教师的评价（教师的评价分值要重一些）和学生的评价，学生的评价有集体学习评价和个体学习评价，同时学生还可以有自我评价和学生间互相评价等。

以上评价要注意的是：突出过程性评价；突出态度认识性评价；采取定量分析与定性分析相结合；学生的个人自我评价与他人评价结合，既考虑到统一性，又要照顾到差异性。

第五节　探究式教学法

探究式教学法是教师或教师引导学生提出问题，在教师组织和指导下，通过学生比较独立的探究和研究活动，探求问题的答案而主动获取科学知识和科学方法、发展探究能力的一种教学方式。

探究式教学的思想源自苏格拉底。20世纪初，美国教育家杜威提出在教学中使用探究的方法，随后"探究"作为一种科学的教学方式，其合理性被越来越多的教育研究者所接受。布鲁纳在皮亚杰的发展心理学和杜威的教育思想的基础上提出"发现学习"理论，强调发展学生的探究性思维，让学生自主思考、自行发现并形成知识。1964年，美国著名课程专家约瑟夫·J·施瓦布首倡"探究式教学"，施瓦布认为学生学习知识不应该是确认已有事实的过程，而是多方向探究思考的过程，也更应该像科学家的实践过程。

第92问　**探究式教学的基本模式有哪些？**

◆发现式学习（Discovery Learning）

发现式学习指学生在学习概念和原理时，只从教师那里获得资料和启示，通过自主思考、积极探索、科学认识并解决问题，来研究客观事物的属性，发现事物发展的起因及其内部联系，从而找出规律并形成自己的概念。

◆ "学习环" 模式（The Learning Cycle）

"学习环" 模式包括三个环节：第一，探索阶段（exploration），教师向学生提供资料和启发性问题，让学生从事各种探索活动，在直接经验中建构科学的概念。第二，概念引入阶段（introduction to concepts），该阶段会用到前一阶段学生在探索中获得的资料和产生的想法，教师让学生进行互动式讨论并对概念做出适当的解释。第三，概念运用阶段（application of concepts），学生面临的挑战是将前一阶段形成的新概念运用到不同的情境中。

◆ 5E 学习环模式（The 5E's Learning Cycle Model）

5E 学习环模式是在 "学习环" 模式的基础上发展的变式。包括五个阶段：引入（engage）：教师根据学生对已学概念的理解，鼓励学生提出问题，使其有兴趣参加活动。探索（explore）：教师向学生提供方向，鼓励学生与他人一起积极探索，学生要亲身体验并善于思考。解释（explain）：教师向学生提出问题，鼓励其对探索获得的观点进行解释，学生要为自己的观点下定义、形成概念，并与他人讨论。细致化（elaborate）：给学生更多机会扩展概念，将新学到的概念或能力运用到日常情境中。评价（evaluate）：根据课程规定的教学目标做总结性评价，如有需要，可以列出适当的标准进行评价。

◆ 四个层次的探究教学（Four Levels of Inquiry-Based Learning）

一级水平探究是确认式探究，教师通过向学生提供特定主题，引导学生提出问题、设计探究程序、展开探究活动、获得解释。二级水平探究是有结构的探究，教师向学生提供问题和大概框架，学生据此收集、分析和评估资料，形成自己的解释。三级水平探究是指导性探究，教师只向学生提供要研究的问题，学生自己设计研究程序和方法、验证问题，并说明由问题产生的解释，具有更大开放性。四级水平探究是开放式探究，通常发生在学习公平的环境下，学生自己形成问题、设计研究程序、开展研究，并互相交流自己的结论，是最开放的探究。

◆基于问题的学习（Problem-Based Learning，PBL）

PBL是以学生为中心构成学习小组，通过解决问题来学习知识的一种问题导向型的探究教学模式。问题能够激发学生的认知过程，根据所形成的问题组成学习小组，学生在教师指导下，通过自我学习和解决问题最终获得新知识。该模式旨在帮助学生灵活开发知识，培养学生有效解决问题的能力、自主学习能力和有效协作能力，加强其内在动力。

◆基于项目的学习（Project-Based Learning，PJBL）

基于项目的学习是一种项目导向型的探究教学模式，强调以"以学生为中心"，具有长期性和多学科性。与传统的"教师主导教室"不同，在项目小组里，学生必须自己组织工作与管理时间，通过与他人合作或个人项目建设来体现从中学到了什么。该方法有助于学生加深对概念的理解、拓宽知识面、提高沟通能力和人际交往能力、增强领导力、增加创造力等，在培养学生能力和素质方面具有优势。

◆基于案例的学习（Case-Based Learning，CBL）

基于案例的学习是以典型案例为主要内容，以案例中的问题为基础，让学生自主学习或小组讨论，分析案例，探究如何解决问题，进而得出相关结论的一种任务导向型的探究教学模式。它强调学生把解决案例中的问题作为任务去学习，自身特点鲜明，对学生也有很大好处。强调在一定语境基础上解决实际问题；通过分析案例传达师生间的互动，提出各自看法并做出决策；有助于培养更高水平的批判性思维；通过讨论、模拟和反思提高实践经验。

◆过程导向的指导探究性学习（Process Oriented Guided Inquiry Learning，POGIL）

过程导向的指导探究性学习是以学生为主体，以精心设计的材料为基础，经过学习环三个阶段的指导探究，让学生构建新知识的一种过程导向型的探究教学模式。POGIL活动强调核心概念，培养学生高级思维能力，鼓励其加深对课程材料的理解。POGIL具有两大目标：一是让学生自己构建对知识的理解而学习；二是通过信息化过程、批判性思维、问题的解决、元认知和自我评估等，内容培养学生的学习能力。

第 93 问　探究式教学法的教学环节包括哪些方面？

◆创设情境，设定问题

探究式教学的载体与核心是问题，学习活动是围绕问题展开的。教师需要根据教学目的和内容，精心考量，创设情境，提出难度适度、逻辑合理的问题，激发学生的自主探究欲望。

◆自主探究，提出假设

在富有开放性的问题情境中进行实验探究。这是教学的关键步骤，教师首先要帮助学生拟定合理的研究计划，选择恰当的方法。同时，要求教师提供一定的实验条件或必要的资料，由学生自己动手去实验或者查阅，来寻求问题的答案，提出某些假设。这个过程可以由单个学生自己完成，也可以由教师将学生进行分组来完成，要注意培养学生寻求合作的团队精神。在这个过程中教师扮演一个组织者的角色，指导、规范学生的探索过程。为了达到让学生自主学习的目的，引导学生自己去发现问题，学生不明白时可适当点拨，诱导探究的方向。经过探究过程，学生要把自己的实验过程或者查阅的资料进行总结梳理，得出自己的结论和解释。不同的学生或者团队可以就同一问题提出不同的解释或看法。他们要能够将自己的结论清楚地表达出来，以供大家共同探讨。

◆分享交流，合作探究

教师要为学生搭建成果分享的平台，创建自主和谐的讨论氛围，分享交流自主探究的成果。鼓励学生大胆质疑，让学生对分享交流环节中所提出的问题以及普遍存在的模糊认识进行讨论，在合作学习中大胆质疑解疑，培养学生发现问题积极探索的精神。讨论的形式可以灵活多样，可以结对讨论、小组研讨、全班辩论等。在合作探究过程中，教师要密切关注讨论的进程和存在的问题，及时进行调整和引导；发现多种结论，特别注意和自己备课时不一致的结论，要及时变教案为学案；充分调动学生讨论的积极性，及时发现优点，特别是善于捕捉后进生的"闪光点"，及时给予鼓励。

◆得出结论，总结提高

这一环节的主要任务是总结在问题解决过程中得出的结论，并将其拓展延伸。同时提出相应的新的问题情境，使学生在解决新问题的过程中，掌握和深化在上一环节所形成的概念和建立的规律，对已经学习到的知识点进行深化和迁移。

◆学习效果评价，教学反思

在课后阶段，教师设计测试内容，帮助学生复习巩固所学内容。并对教学过程及效果进行考核评价和课后反思。考核评价突出过程性评价和态度认识性评价，采取定量分析与定性分析相结合，学生的个人自我评价与他人评价结合的原则，既要考虑到统一性，又要照顾到差异性。例如可采取教师评价、学生评价和学生互评三者相结合的考核评价方式。

第 94 问 探究式教学法的特征及优点是什么？

1. 探究式教学法的特征

◆问题性

探究式学习是以问题为中心的学习，关键是提出对学生具有挑战性和吸引力的问题，使学生产生问题意识。

◆自主性

探究式教学强调"以学生为中心"，学生作为参与主体，需充分发挥学习自主性，可促进学生自主研究、分析和解答问题，有助于激发创新潜能与培养自我创造力。教师在探究式教学过程中只是起到辅助作用，在必要时给予学生鼓励和指导，辅助学生顺利进行探究。

◆过程性

探究式学习强调过程，强调学生探索新知的经历和获得新知的体验。学生在探讨中会面临问题和困惑、挫折和失败，且可能花了很多时间和精力结果却一无所获。但是，这是一种必须经历的、具有"长效"作用的过程。

◆开放性

探究式学习的目标、过程、评价具有开放性。它追求的不是标准答案，重视的是鼓励学生从不同角度提出不同的问题。

2. 探究式教学的优点

◆探究式教学有利于培养学生的实践能力

探究式教学法不同于传统的知识传授，它注重学生的参与，要求学生必须参与到教学过程中来。它需要学生的设计、策划，体现了学生的主观能动性。

◆探究式教学能培养学生运用所学知识，结合新知识，去解决实际问题的能力这种学习方式注重学生的学习经验与学习兴趣，摒弃死记硬背、机械训练的学习行为，能有效地指导学生掌握基础知识和基本技能。在教学过程中重视让学生运用已有知识分析、解决新问题，在"用中学""做中学"，使知识巩固、运用、发展相结合，学会看书，学会思维，学会获取新知识、新事物，增强了学生的自信心和知识迁移能力。

◆探究式教学有利于培养学生交流、合作能力

在教学中可以从多方面培养学生交流合作的能力。学生在探究活动中认真听取他人的意见和建议，相互取长补短，从探究过程中学会学习，学会思考，学会合作，学会探究，这正是现代教育的目标。协作、交流、表达贯穿活动的各环节，学生通过探究过程的讨论与交流，可以形成一个有利于人际沟通与合作的良好氛围，发展乐于合作、分享信息和成果的团队精神。

◆探究式教学有利于培养学生的创造能力

探究式教学法强调在教师的引导下，由学生对课本知识进行"再创造"，教师通过创设特定的问题情境来激活学生的思维（设置思维起点），然后由学生根据已学知识对问题进行大胆尝试和摸索（展开思维过程），教师通过一定的手段对学生的思维过程进行跟踪，并随时给予点拨和调整（规范思维操作），最后逼近"再创造"的目标（突破思维障碍），然后再循环进入高层次的思维活动。运用探究教学法学习的学生，思维密度和强度较大，思维过程的创造性和探索性具有很强的"似真性"，有利于培养学生的创造能力，以使学生具有独立思考、善于应变、勇于创新的现代素质。

◆探究式教学有利于培养学生的科学素质

探究教学法通过对科学研究思路的模拟，使学生接触和运用了前人经过大量的科学实践证明的行之有效的科学研究方法与

思路，使学生在得到知识的同时，也受到了科学方法的熏陶与浸染。这比教师单纯地给学生讲授各种科学方法的内涵更容易内化成学生的自觉行为。探究教学法将重大科学发现的历史引入到课堂中来，训练了学生的科学方法，培养了学生勤于思考、勇于探索，以及不满足现状，不断追求新知识的科学态度与科学精神。

此外，探究式教学法在教与学的关系上，正确处理了"教师主导"与"学生主体"的辩证关系，重视发挥教师和学生双方的主动性，并强调学生的主体地位。在教学组织上，突破了单一的班级授课制，辅之以分组教学和个别学习，发展了学生的个性，做到了因材施教。在课程结构上，强调学科之间的相互渗透与综合，以培养通才。在教学内容上，有效处理传统与现代、继承与创新的关系，及时吸收当今科技发展的新成果。在教学方法上，主张应用建构主义教学理论，强调使用研究法、发现法等教学方法。并根据不同的教学内容和教学目标，实现多种教学方法的优化组合。

第 95 问　开展探究式教学的基本原则是什么？

◆目的性原则

充分考虑探究内容应达到的目的以及应发挥的作用。在实施过程中，有目的地引导学生在亲身实践和实际操作中提高解决问题的能力及动手能力，并在实践与研究过程中体会和学习科学方法。

◆部分探究与全部探究相结合的原则

设计探究式教学，就是要创造条件，选择一些合适的内容，让学生完整地经历科学探究的全过程。由于探究内容和课堂教学时间、任务的限制，在具体设计探究活动的过程时，要站在整体和全局的高度，用系统的观念进行有意识的设计，逐级推进，系统安排。

◆主体性原则

主体性原则是指在整个实践与研究中要充分尊重学生的主体地位，发挥学生的主观能动作用，注重学生的自我发展和互相启发。强调学生的主体地位和主动性的同时，提高对教师的要求。教师应成为探究活动的设计者和活动过程的引导者与组织者。要求教师要努力寻找教育对象与教育内容之间的最佳结合点，研究学生的思维方式和他们解决问题的思维习惯，善于将各种间接经验转化为学生生活情景中的直接经验，并善于使学生将直接经验与所学的知识结合，力求在此基础上进行创新。

◆面向全体学生，使其主动发展的原则

"发展的主体是发生主动行为的学生""学习是通过学生的主动行为而发生的，学生的学习取决于他自己做了些什么，而不是教师教了什么"。学生学习的主动性主要表现为主动构建新知识，积极参与交流与讨论，并不断对自身的学习进行反思，改进学习策略。在教学设计中，确定教学要求时，要注重知识与技能、过程与方法、情感态度与价值观三个维度的教学目标，应尊重个体差异，面向全体学生，并始终坚定"每个学生都能成功"的信念，充分发挥每一个同学的最大潜能，从而满足各种水平学生发展需要，使教学过程更能满足其个性发展的需要。

◆与多种教学方式相互补充的原则

在教学中教师应根据实际的教学内容和学生特点，组织不同程度的探究活动，通过探究式教学与其他教学方式的结合进行，使教学具有时效性。

◆实践性与创新性的原则

鼓励学生在原有知识水平、能力水平的基础上学习创新。

◆科学性和教育性的原则

一个可行的、高质量的创造性教学设计必须以科学性作保障。科学性是指探究活动的目标、内容、采用的教学形式和教学方法等是符合学生的认知结构和认知规律的。教育性原则是指探究活动要有教育意义，寓教育于探究活动之中。科学性和教育性的原则要求探究活动要有明确的方向和教育目的，把思想性和科学性统一起来。

第96问 开展探究式教学应注意哪些问题？

◆创设问题情境时要注意，首先，问题情境的设置要有一定新颖性，应根据教学内容从学生的实际出发，创造独特新颖的问题情境。其次，情境问题要有双向性，让学生"活"起来，鼓励学生发表自己的意见与想法，甚至与教师进行辩论，形成良性的双向交流。再次，所创设的情境问题必须以教材为基础，教学活动应该是动态的，而教材则是相对稳定的。最后，创设的问题也应具备一定的灵活性，所创设出来的问题可以采用各种活泼的方式展开。

◆在提出问题时要注意，所选择与确定的问题要能激发学生的求知欲和探究欲，同时使授课内容和新知识自然地被引入和接受。

◆解决问题时要注意，在这个过程中，教师只是思维活动的指导者，可运用多种启发方式引导学生进行探究，把握恰当的启发时机引导学生进行探究，巧拨妙引，教给学生自主探究的方法，包括情景教学法和激疑设问法等。但在整个解决问题的过程中，一定要充分发挥学生的主体作用。同时，教师应对"正确"答案有所掌握，学生通过探究，应被引导到所要形成的结论上来。

◆更加注重探究学习的反馈阶段，不仅强调学生参与探究教学的整个过程，还关注学生通过探究学习获得了怎样的学习效果，建立结果与过程相结合的考评体系。同时，重视教师应该通过什么样的方式去完善探究教学。

◆不局限于将探究方法运用到普通的课程教学中，而是随着信息化的不断进步，将探究与先进技术结合起来。

第六节　PBL 教学

第 97 问　什么是 PBL 教学？

PBL（Problem-Based Learning，基于问题的学习）是一种以学习者为中心的教学模式，把学习置于复杂而有意义的问题情境中，以小组讨论的形式让学习者通过合作解决真实问题，从而学习和掌握隐含于问题背后的医学科学知识，提高解决问题的技能，培养自主学习、终身学习的意识。

PBL 于 20 世纪 60 年代中期由加拿大 McMaster 大学首创，历经 70 年代之成长及 80 年代之推展，至 90 年代已被公认为自主学习及小组互动式学习的典型模式，并引入亚洲各高等院校的医学教育改革中。21 世纪，PBL 更延伸至包括临床医学、护理、口腔医学及中医药学教育中，其发展形式与规模在各专业、各高校略有不同，但以"学生为中心""问题为蓝本""小组为平台""讨论为模式"及"合作为精神"的基本原则应是共通不变的。

第 98 问　PBL 教学模式在医学教育中的意义

随着世界医学教育联合会（World Federation for Medical Education，WFME）向全球医学教育界推荐"本科医学教育的国际标准（International standards in Basic Medical education）"以及国际医学教育学会（Institute for International Medical Education，IIME）制定的

"医学教育全球最基本要求（Global Minimum Essential Requirement in Medical Education）"相继面世，医学教育全球化的趋势日益凸显。为进一步提高我国医学教育教学水平和质量，适应国际医学教育标准发展的趋势，我国教育部经广泛调研论证形成了《中国本科医学教育标准》。以上各标准均对医学院校和医学生提出了共同的要求：医学院校必须积极开展以"学生为中心"和"自主学习"为主要内容的教育方式和教学方法改革。以学习者为中心的个性化、多样化学习成为主流，教育评价更趋多元。学习资源更加丰富、学习途径更加便捷，学习者对学习时间、场所、方式、节奏等自主性要求越来越强，鼓励采取小班、小组方式教学。注重批判性思维和终身学习能力的培养，关注沟通与协作意识的养成。

国际医学教育学会制定的"医学教育全球最基本要求"指出，医学毕业生应具备的能力包括专业能力、专业操守、健康促进和疾病预防相结合的能力，团队合作及领导能力，教育、建议和咨询能力，沟通技巧，终身学习和自我完善能力，与时俱进的适应能力。因此，这是对我国高等学校跨世纪人才培养提出的新要求和更高目标。

近半个世纪以来，随着经济的发展和科学技术的进步，医学知识的生产速度愈来愈快，知识的陈旧周期愈来愈短，接受知识的能力与浩瀚的知识量之间的矛盾，有限的学习年限与知识迅速老化之间的矛盾。传统医学教育模式的弊端和局限性日趋明显，传统的填鸭式教学使医学生普遍缺乏将理论应用于临床的转化能力，呈现理论与实践脱节的现象。PBL教学模式与传统教育模式有着很大的不同，可以说是对传统模式的颠覆，但其产生是顺应时代发展的必然结果。PBL教学理念与医学教育标准的"学生为中心"和"自主学习"目标完美契合，PBL教学模式的实施可以有效促进该目标的实现，当今的医学教育非常强调面向岗位需求培养学生，强调培养学生适应岗位需求、解决实际问题的多种核心职业能力，需要课堂这一载体能够承载复杂的目标、实现复杂学习，许多教学模式如基于团队的学习（TBL）、基于案例的学习（CBL）等均能实现复杂学习的教学理念，但 PBL 可能是问题解决类学习中最为复杂的学习形式。或许只有 PBL 能够适应医学教育的这一内在需求，因而得到医学教育界的广泛重视和推行。PBL 教学模式与传统教学模式的区别见表 4-1。

表 4-1　PBL 教学模式与传统教学模式的区别

		PBL 教学模式	传统教学模式
特征	教学理念	学生为中心，主动学习	教师为中心，被动学习
	知识	传授与能力培养并重，侧重知识应用	单一传授，侧重知识获取
	课程体系	以器官 / 系统为基础，跨学科	以学科为基础
	教师角色	知识促进者	知识提供者
	教学形式	自我导向式、互动式学习	理论授课
	学习目的	批判推理	标准答案
	考评形式	形成性评价，既考核知识的掌握，也评价能力和表现	终结性评价，重在考核知识的掌握情况
	考评方法	多元化	单向化
	学风	团队合作	个人竞争
优劣	优势	基础和临床知识跨学科整合 早期接触临床 培养和提高学习者的素质和能力，尤其是主动学习和终身学习的意识、创新精神、批判性思维、沟通能力和团队合作精神等	知识的系统性和完整性较强 教材体系完备 教师和管理者熟悉，易于实施和管理 节约人力、财力等
	劣势	知识的系统性、覆盖面、深度等方面存在一定缺陷 对教育资源、学生素质要求高、教育成本高 实施、管理难度大	基础与临床脱节 教学内容交叉重复 不利于学生综合素质和能力的培养

虽然我国高校的理论教学水平并不比其他国家逊色，但学生的创造性思维和动手能力较差，不同学科之间也缺乏相互融合，在使用所学书本知识解决实际问题时遇到极大困难。学生在学习或实际技术应用过程中，缺乏交流技巧的训练与培养，老师也未鼓励学生以批评性思维模式学习。PBL是以激发学生积极主动自学、培养学生创新性思维为主要目标的全新的教学模式。教师鼓励学生大胆实践，大胆交流，逐步建立自信，并培养善于解决临床实际问题的思维和能力。从而改变了传统教学中学生的被动地位，使学习成为一种积极、主动、灵活的过程，使PBL教学变成建立在学生兴趣与自觉性上的实践活动，成为学生的"精神大餐"。这样，学生不仅能通过多种渠道获得新的知识信息，而且学会了如何通过这种学习方式来解决实际问题，还有利于培养学生创新意识和创新能力。这种基于临床病例的讨论和问题解答的学习训练，将使学生受益终身。

第99问 PBL教学模式的基本要素有哪些？

PBL的基本要素主要有以下几方面：

◆以问题为学习的起点；学生的一切学习内容是以问题为主轴所架构的。

◆问题必须是学生在其未来的专业领域可能遭遇的"真实世界"的非结构化的问题，没有固定的解决方法和过程。

◆偏重小组合作学习和自主学习，较少讲述法的教学；学习者能通过社会交往发展能力和协作技巧。

◆以学生为中心，学生必须担负起学习的责任。

◆教师的角色是指导认知学习技巧的教练。

◆在每一个问题完成和每个课程单元结束时，要进行自我评价和小组评价。

第 100 问　　PBL 教学模式的教学思路是什么？

PBL 教学模式的基本思路为：教师课前提出问题——学生查找资料——分组讨论——教师总结。

1. 确定教学目标

教学目标是教学活动的预期结果，它需要从社会与学生的发展需要出发，结合教学内容中的重点和难点进行确定。一个好的设计首先应该对当前的教学对象进行学情分析，他们是几年级，已学过哪些课程，是否经历过临床实践，不同的学习对象应该设计不同的学习目标和学习策略，给予不同的学习指导。以教学目标的内容呈现来说，主要应包括知识目标、能力目标以及价值目标。具备了清晰的教学目标，在教学活动中才会有方向性。

2. 问题设计

PBL 教学模式在整个教学过程都以问题为轴线进行引导，因此，具有针对性和实用性问题情境的设计就成了进行 PBL 教学模式的重要环节。问题的设计可以由教师根据教学内容、教学目标、课程性质，以及其他特定的教学条件创设恰当的问题情境。教师备课中，首先要根据授课内容查阅相关教材、文献、临床资料等，然后编写案例，对初学者，教师结合案例提出问题，课前一周发给每位同学，要求同学根据所提问题，充分预习教材，查找相关资料。后期最好由学习者自己提出案例中隐含的问题，并讨论解决问题。

3. 成立学习小组

将学生分成数个学习小组，首先，对所提出的问题或情境进行分析，结合实际情形，小组成员可以推选出小组长进行本组的任务分配，查找资料，整合信息；其次，确定目前已有的相关信息，了解可利用信息，认识到自身知识的局限性和已有信息的局限性；再次，列出学习问题，最终解决问题。

4. 教师对本节重点和学生回答模糊的问题做出小结

PBL 教学法是跨学科的学习方式，可以促进学生不断地思考，学生为解决问题需要查阅课外资料，归纳、整理所学的知识与技能，有利于培养学生的自主学习精神；改变了"我讲你听，我做你看""预习 – 听课 – 复习 – 考试"四段式教学方法，让呆板孤立的知识片化作整体知识链，触类旁通，突出了"课堂是灵魂，学生是主体，教师是关键"的教学理念。

第 101 问　PBL 教学模式的过程有哪些？

1. 导学

导学是在 PBL 实施前必须完成的任务，主要是帮助学习者了解 PBL 的理念、学习目标、学习形式和考核方式评价指标的变化，帮助学习者明确他们要做什么，为什么要这么做，培养学习者哪些技能以及怎样获得材料。

2. 分组

在 PBL 讨论前要对学生分组。一般小组由 6 ~ 8 人组成，这样有利于每个小组成员都参与到小组活动中，而且便于交流和组织管理。每组随机产生 1 名组长和 1 名记录员。

3. 职责

◆组长的职责：负责小组讨论的组织和实施，具体内容包括与教师之间的交流与沟通，掌控讨论时间及讨论议题，把握讨论内容及方向。组员必须遵守组长的任务指派。

◆记录员的职责：讨论过程中，在白板上记录解决问题的过程，包括问题中的事实信息、学生的想法和假设，确定的学习要点和活动计划，并根据讨论结果不断地修正。

4. 发放案例，小组讨论

课前 1 周，指导教师根据教学大纲的要求，针对每个教学内容准备好教学病例，设计教学场景，随机分发给每个学习小组。问题"埋藏"在案例中，鼓励学生查阅资料，充分利用学校图书馆网络资源，理清知识点，自学、总结，准备小组讨论提纲。在 PBL 教学课中，围绕病例提出假设并验证假设。首先由组长做中心发言，然后由其他同学进行补充或修正。认识到自身知识的局限性和已有信息的局限性，再次列出学习问题，研究和自我学习之后，再次讨论并将"新信息"应用到案例中，最终解决问题。每组讨论结束后，按评价内容逐项填写评价表。

5. 教师总结

教师根据学生讨论情况，引出案例的重点、难点并给予适当点拨和讲解。教师在讨论的过程中，只担当组织、引导者的角色，主要听学生发言，及时解难释疑，特别是在学生讨论偏离主题时，要适时引入正题，防止浪费时间和影响效果。另外，还要掌握好时间，控制好学生讨论的度，问题讨论明确即可。此外，课堂讨论前，教师应随机地检查学生的预习笔记，了解学生的主动学习情况。课后，教师根据学生讨论中的表现，实事求是、客观地做出评定。

6. 评价

学习者要对整个学习过程，对自己的学习结果做自我评价，确认在知识、技能、小组协作技能和沟通表达能力等方面有哪些收益。各组及学生个人可以写自己的评价报告，这些报告在教师做最终评价时可以作为参考。教师要对学生表现、小组团队合作及学习成果进行评价，表扬学习者取得的成绩，鼓励学习者，使他们体会到成功的快乐，增强自我效能感。教师还要对教案进行评价，将学生讨论中出现的原则性问题反馈给案例编写者。

图 4-2 为 PBL 指导课的结构和过程。

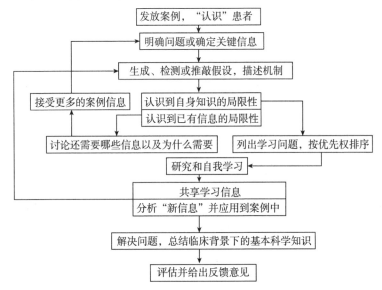

图 4-2　PBL 指导课的结构和过程

第 102 问　PBL 教学模式对师生的要求有哪些？

◆ PBL 教学模式对教师的要求

PBL 作为一种开放式的教学模式，对教师自身的素质和教学技巧都有很高的要求，要求教师不但对本专业、本课程内容熟练掌握，还应当扎实掌握相关学科知识，并要具备编写案例、激发讨论问题和解决问题的能力，灵活运用知识的能力，严密的逻辑思维能力以及良好的组织管理能力，要善于调动学生积极性，培养学生的问题意识、质疑精神和创新精神。要充分爱护和尊重学生的问题意识，充分相信学生有质疑的能力。

PBL 教学过程中教师慢慢"隐退"，仅在关键时刻起到点拨、支架与教练的作用，教师不再是唯一的知识库，而是知识建构的促进者、学科专家、信息的咨询者。

◆ PBL 教学模式对学生的要求

PBL 教学的成功开展，需要学生的主动配合，从准备资料开始，就要结合提纲、病例去查阅大量文献资料，并积极与其他同学交流沟通，大家同心协力得出最佳结论。这样的学习，花在前期准备上的时间精力大大多于普通的课堂学习，因此需要学生们有主动学习的自觉性，明确知道自己是学习的主体，否则很难达到预期的教学效果和目标。由于我国学生长期接受"填鸭式"教育，对传统教育模式形成了一定的依赖性，缺乏主动发现问题、解决问题的积极性和能力，部分学生只满足于获得好的"分数"，所以对 PBL 教学会觉得太"花费"时间，这也是一种依赖于以往教学理念和学习方法的表现，因此，学生也应从自身出发，完成角色转换，从被动的学习者转变为学习的主人。

第 103 问 PBL 教学模式的考核评价及需要注意哪些问题？（附：评价参考表）

PBL 教学模式以小组讨论形式学习，也是 PBL 教学模式的形成性评价形式，这是 PBL 能转变教学过程中的师生关系，使学生变被动为主动学习的重要平台。PBL 的理念是在问题环境中培养学生发现和解决问题的能力，除此之外如学习态度、自主学习能力、团队学习效率、沟通能力等都是评价内容，因此学习结果评价的立足点也应该在此。评价类型包括学生自我评价、小组成员互评、导师评价学生、学生评价导师。评价过程中需要注意以下几个问题：

◆评价旨在促进学生认真参与小组讨论与学习

评价内容应设置一些能表示学生学习态度的评价指标，对学生学习行为产生方向性引导，促进学生认真投入小组讨论。在PBL学习中，由于教师离开了讲台，标准答案对学生的影响淡化，学生是学习的主人，此时教师应多倾听和传递积极信号，让参与小组讨论的学生受到鼓励，避免记分动作信号对学生学习产生压力。

◆激发学生在讨论中积极思考

教师在做评价时多关注学生发言对小组讨论的影响，教师发现有深度思考的讨论内容时应及时给予肯定评价。评价应该使小组讨论内容和方向更接近学习目标，激发学生合作性学习的欲望，体现学生能力发展的过程特点。

◆评价过程公正透明

在小组中设置评价，是为了将小组讨论引入深层次学习，而公开评价方式和标准是实现这一目标的前提。通过课前讨论会，统一评价策略和标准，明确评价目的和意义。促进师生的教学行为都能在规范的评价体系下运行。在小组讨论学习中，教学设计者的巡视能及时发现小组评价中的问题，同时也可以平衡各小组之间的评价标准。

◆对小组讨论过程的评价，注重形成性评价，淡化分数观念

形成性评价采取目标与过程并重的价值取向，与教学过程相互整合。它不仅得到一个等级或评语，更多是大量经过价值判断后反映被评价对象的学习质量的定量和定性数据与资料。根据PBL学习目标，制定相应的学习评价维度，如学习态度、自主学习能力、团队学习效率、问题分析思维等。同时必须选择一些行为动词作为具体的评价指标，如出席、不迟到、争取小组任务、主动联系现实、勇于发言、善于组织协调、积极分享学习成果等。选用行为动词作为观察指标，才能将观察、自述、调查等主观评价资料量化成为记分资料，从而达到主观资料客观化目的。

◆评价参考表（表4-2～表4-4）

表4-2　学生评价课程及教师

专业：＿＿＿＿＿＿＿＿　　年级：＿＿＿＿＿＿＿＿　　组别：＿＿＿＿＿＿＿＿

序号	项目	评价结果			
		非常赞同	赞同	没意见	不赞同
1	PBL 的教学目标清楚				
2	PBL 的组织方式恰当				
3	PBL 的案例恰当、吸引人				
4	PBL 能激励学员的学习积极性和主动性				
5	PBL 教学能推动对课程的理解，有助于启发思维，让学员感到学有所用				
6	教员聆听问题耐心、专注				
7	能鼓励每位学员表达己见，参与讨论，并能有效地引导学员的讨论				
8	引导学员的逻辑思考与判断				
9	对教学时间分配恰当				
10	期待下一次 PBL 课程				

优缺点及改进建议：

评议人：
年　月　日

表4-3 学生自评量表

姓名：_____ 专业：_____ 年级：_____ 组别：_____

序号	项目	评价结果			
		非常同意	同意	没意见	不同意
1	本组同学参与度良好				
2	本组同学间互动良好				
3	本组讨论进程掌控良好				
4	本组讨论内容系统、充实				
5	本组同学均很认真地搜集资料				
6	本组同学的学习兴趣高昂				
7	本组同学大多能达到预定的学习目标				
8	本人的整体表现良好				
9	此次小组学习自己知识增长很多				
10	此次小组学习对自己的学习方法影响很大				

1. 您对自己的评价：

2. 对同组其他同学的建议：

评议人：
年　月　日

表4-4 小组成员互评表

学生姓名	所提议题具有创意	耐心聆听组员发言	发言时陈述有条理	提供的材料正确有依据	主动参与有贡献	得分

第 104 问　什么是 PBL 中的反馈？

评价学生表现必不可少的一个部分是提供反馈。反馈是一个形成性评估的过程，目的在于帮助学生改变或改进其行为。

1. 反馈特点

连续、及时，以一种积极的、有益的方式与学生交流，为他或她的学习、行为提供有建设性的信息。

2. 反馈的内容

反馈的内容包括对本案例、本周、PBL 进程、教育资源等的总体反馈；关于小组学习进程和小组动态的具体反馈意见；关于个人（学生本人、同学和导师）的具体反馈意见。

3. 有效的反馈取决于以下三个方面的相互作用

被观察的行为、给予反馈者、接受反馈者。

4. 成功的反馈需要什么

营造安全的环境，把共同的目标和目的表达清楚；有效的反馈要遵守一些重要的原则；在亟待解决的问题上达成一致；在该行为已经产生的结果上达成一致；设计一个方案来解决该问题。

5. 接受建设性的反馈

对于具有建设性的反馈意见，接受者应该包容性地接受，不要反应过激。把反馈作为一个学习机会，而不是一种批判或人身攻击，避免防御性的、反对性的回应。认识到所有反馈都可以反映出给予反馈者的情绪、理解力、倾向性和个性，不必太在意。把一个人的行为同他的个人价值和身份分离开来。认识到人都会犯错，最严重的错误是没有从先前所犯的错误中吸取教训。接受反馈，不要找借口来辩解，诚实地反思自己的反应和理解力。

第七节 案例式教学法（CBL）

第 105 问　CBL 教学法的基本要素有哪些？

CBL 教学法（Case-Based Learning）是以案例为基础的学习。其基本要素有硬件设施、师生培训、设计案例、课堂实施、课后总结。该教学法以教师为主导，发挥学生的主体参与作用，让学生进行思考分析、小组讨论，从而强化知识点的学习，并提高学生分析问题和解决问题的能力。

第 106 问　CBL 教学法的教学思路如何设计？

CBL 教学法在培养目标上注重学生分析问题与解决问题能力的培养。CBL 教学法在医学教育教学设计中强调的是达到教学目的所要求掌握的知识，并注重培养学生的临床思维，使之掌握临床技能，将所学理论与临床实践结合起来。在这个过程中锻炼学生提炼问题、分析问题、解决问题的能力，培养学生的独立学习能力、团队组织能力，建立临床实战思维。CBL 教学是一种鱼渔兼得的教学方法。案例编写是 CBL 教学法的重点所在，一个好的案例决定着课程的进展、学生获取的知识量及能力的提升。CBL 教学法中，案例内容要密切联系教学大纲，紧扣教学目标，理论联系实践，突出知识的实用性，因此案例经常取自于生活中的实例，同时要有一定的深度、广度和层次，能引发学生头脑风暴，还要给学生预留思考和发挥的空间。对于解决案例中存在的难点问题，CBL 教学法则避免了 PBL 教育模式占用学生大量课后时间，解决问题不集中等弊端，而且可在课堂上提供不同"场景"的临床技能实践机会。

第 107 问 CBL 教学法对师生的要求是什么？

CBL 教学法在实施前，教师都要经过先期培训，掌握教学法的要领。在实施过程中，教师要事先准备案例，上课时掌控讨论，课程结束时进行小结与反馈。CBL 教学中的教师自身应具备良好的专业知识和熟练的操作技能。在小组讨论中，教师的角色是主持人或顾问，但并不是传统的"布道者"，可以与学生展开平等、自由的交流；还应熟悉小组讨论的方向，必要时参与部分询问与解答，对教师的课堂驾驭能力提出了严格要求。在医学院校，因为重视临床思维的培养，CBL 教师要从临床中提炼病例，还可以围绕病例带领学生进行临床教学查房。CBL 教学法还对教师的教学责任心、工作态度、知识结构、教学能力等方面提出了很高的要求。

CBL 教学要求学生课前预习，查找资料，通过相关资料的阅读、调查和分析，扩展知识面，开阔视野，提高资料筛查能力。课堂分组讨论中让学生与学生之间，学生与教师之间建立信息交流渠道，鼓励学生展示自己，提高学生的合作协调能力和语言表达能力。在案例教学中还要提高学生分析问题和解决问题的能力。

第 108 问 CBL 教学法的过程包括哪些内容？

在 CBL 教学过程中，由教师根据教学目标从临床中取材，加工案例，进行课前分组，布置与案例相关内容的作业，让学生提前查找文献。病例可在课前发放，也可在课堂上发放。每个案例的教学学时为 2~6 学时。病例信息一幕幕展开，学生在讨论中一步步解决问题。病例讨论结束后，由各小组派 1~2 位代表介绍本组的讨论过程，参加全班辩论，维护本组观点，进一步强化学生的思维能力，其余学生作为各组的后援力量参与。最后由学生分析比较，教师小结，点评各组的诊断与辨证论治情况。

CBL 教学的目的是解决病例本身的问题，老师设定问题，还可以回答问题。学习的目的在于明确诊断，找到治疗方法，学以致用，帮助学生实现理论知识的临床应用。

第 109 问　CBL 教学法的评价如何进行？

CBL 教学法的教学评价要全方位评价，既要对学生预习、思考、查阅资料进行评价，也要对学生分组讨论状况进行评价，授课结束时再进行考核及问卷调查等。学习规定章节内容结束后，需进行课堂个人理论测试，题目为客观试题，围绕本章节需掌握的知识点出题进行考核评价。另外，从对改进教学方法的满意程度、对学习内容的理解和掌握程度、是否有助于调动学习的兴趣、是否促进创新思维和创新能力的培养、是否能提高分析和解决问题的能力、是否促进对理论知识的灵活掌握、是否能提高语言表达能力和沟通能力、是否能活跃课堂气氛和融洽师生关系、是否有处理团队间意见分歧的能力、是否主动分享自己的想法与意见、是否积极主动协助和支持团队工作、利用网络和工具书学习的能力共 12 个方面进行问卷调查评价。

第 110 问　如何进行 CBL 与 PBL 教学法的比较？

◆培养目标的差别

PBL 教学法与 CBL 教学法在培养目标上的相同之处在于注重培养学生分析问题与解决问题能力，培养学生的独立学习能力。差别在于 PBL 教学法促进学生开放式探究，让学生在发现问题、解决问题的过程中学会学习，建立独立学习和终身学习的理念，培养学生的团队合作精神，促进其语言表达能力、逻辑性及批判性思维能力的发展。这一过程中，教学目的不单是授人以鱼，让学生得到知识，更重要的是授之以渔，让学生掌握一种学习方法。CBL教学法在医学教育中强调的是达到教学目的所要求掌握的知识，并注重培养学生的临床思维，使之掌握临床技能，将所学理论与临床实践结合起来。在这个过程中锻炼学生提炼问题、分析问题、解决问题的能力，培养学生独立学习能力、团队组织能力，建立临床实战思维。CBL教学是一种鱼渔兼得的教学方法，在"鱼"和"渔"的获取中，得到更多的是"鱼"，即注重知识的获得。

◆案例编写的差别

案例编写是PBL教学法与CBL教学法的重点所在，因为一个好的案例决定着课程的进展、学生获取的知识量及能力的提升。两种教学方法的案例均要密切联系教学大纲，具有层次性，引发学生头脑风暴，充分发挥学生的主观能动性，有一定深度和广度。不同之处在于，在PBL教学法中，案例情境性更强，是多层次、多环节的，且更多体现学科整合特点。比如在医学学科中对于医学人文的关注。CBL教学法中，案例内容更加紧扣教学目标，给学生预留思考和发挥的空间。CBL的案例撰写要求内容将理论与实践相联系，突出知识的实用性，经常选取生活中的真实案例。对于解决案例中存在的难点问题，PBL教学法的学生在课后要花费更多时间去学习和研讨，而CBL教学法则避免了PBL教育模式占用学生大量课后时间，解决问题不集中等弊端，而且可在课堂上提供不同"场景"的临床技能实践机会。

◆教师角色的差别

PBL教学法与CBL教学法在实施前，教师都要经过先期培训，掌握两种教学法的要领。在实施过程中，教师都要事先准备案例、上课时掌控讨论，课程结束时进行小结与反馈。在PBL教学课堂中，教师的角色是个旁听者或辅导员，要把自己融入学生中，成为其中的一份子，而不再是知识权威，对学生的观点不发表意见，可以引导学生按照问题设计之初的思路展开讨论，并用心观察每一个学生的表现，引导不爱发言的学生。而 CBL 教学中，教师在小组讨论中的角色是主持人或顾问，必要时会参与部分询问与解答。学生查阅资料中遇到的问题也可以及时请教教师。在医学院校，因为重视临床思维的培养，CBL 教师可以从临床中提炼病例，还可以围绕病例带领学生进行临床教学查房。

◆操作过程的差异

PBL 教学过程一般由三次指导课构成，分阶段解决问题情境。第一次指导课上导师发放资料，学生阅读后发现其中的关键问题，进行初步讨论，可以提出假设，对于课上未能解决的问题在课后进行自学和探究。第二次指导课，学生将上节课的遗留问题以板书和个人讲解、小组讨论等形式解决掉。导师发放更多文本信息，让学生进入下一阶段的研讨，对于讨论中未解决的问题，列出要点进行课后学习。在第三次指导课上，学生首先分享自学获取的知识，解决上节课中未解决的知识点，并得到更多信息，进一步讨论和解决，对整个问题情境有更深入的认识。课程结束后，导师则对学生进行反馈和评价。在整个过程中，学生是学习的主体，要自己提出问题、自行寻找答案。在 CBL 教学过程中，由老师根据教学目标从临床取材加工案例，进行课前分组，布置与医案相关内容的作业，让学生提前查找文献。病例可在课前发放，也可在课堂上发放。每个案例的教学学时数为 2～6 学时不等。病例信息一幕幕展开，学生在讨论中一步步解决问题。病例讨论结束后由各小组派 1～2 位代表介绍本组的讨论过程，最后由学生分析比较，教师小结，点评各组的诊断与辨证论治情况。CBL 教学的目的是解决病例本身的问题，老师设定问题，还可以回答问题，学习的目的在于帮助学生实现理论知识的临床应用。

目前在国内 PBL 教学法与 CBL 教学法都得到了较为广泛的应用。两种方法在教学目标、具体操作过程等方面存在差异，对于学校设施、教师水平、学生主动性、学习能力等都有不同要求，所以在实际开展中应视高校具体条件而定。

第八节　混合式教学

第 111 问　什么是混合式教学？

混合式教学理论是近年来教育领域，尤其是教育技术领域中较为流行的一个术语。它既是一种教学形式，也是一种教学策略，即课堂教学(Classroom teaching)+ 网络教学(E-teaching)模式。换言之，它是把面对面（face to face）教学和在线（Online）学习两种学习模式有机整合而出现的一种新的教学方式。

第 112 问　混合式教学产生的背景是什么？

混合式教学是在世界网络学习浪潮背景下产生的。20 世纪末，随着多媒体技术和互联网迅猛发展，网络学习（E-learning）在各个领域迅猛发展。受网络学习的冲击，传统教育模式发生了巨大的变化。广大学者和教师开始关注网络教学技术，期盼它能改变传统教学模式。尽管网络学习能很好地实现某些教育目标，但它并不能代替传统的课堂教学。寻找二者的最佳结合，也许会为现代教育开辟一条新的道路。21 世纪之初，混合式教学理论应运而生，此即" Blended Learning "。

以教育信息化为龙头，带动教育现代化，实现教育全面发展，已成为我国教育事业发展的战略选择。经过多年的发展，中国教育信息化在基础设施、数字资源、人才培训、关键技术及标准等方面都有了长足的发展，已经迈上一个较高的发展平台。高校也在致力于利用新技术创新教学方式。移动设备的普及让学生能够随时随地地获取学习资源，网络课程、网络平台教学、微课、MOOC 课程已经成为必然趋势。设计良好的此类课程让成千上万的学生能够接受优质的教育。

第 113 问　混合式教学的特点有哪些？

混合式教学有如下特点：

◆在教学形式上，混合式教学是由普通课堂加网络课堂构成的。网络课堂基于诸如清华在线、Moodle、医开讲等网络教学平台而实现。此类系统支持各种多媒体资源，如视频、音频、Flash、电子文档和图片等，这些资源使网络课程及教学内容的呈现形式多样化；同时系统提供 WIKI、讨论区、在线作业、程序教学、测验和互动评价等功能，这些功能为网络课程实现在线交流、协作共建、师生互动和即时评价等教学活动提供了可能。

◆在混合式教学中，教师的教学行为以及学生的学习活动可通过网络教学平台，由课堂内扩展到课堂外。混合式教学以课堂教学为主，以网络教学作为必要的补充。课堂教学内容通过网络课堂的辅导与补充得以巩固和延展。

◆在课程管理方面，混合式教学利用系统角色管理功能为教师和学生委派角色，从而控制教师和学生在不同的活动模块中的访问权限；同时在网络课程中可以进行分组教学和成绩管理等。

◆在教学理念上，混合式教学法是教学理念的一种提升，它使学生的认知方式发生改变，同时，教师的教学模式、教学策略、角色也都发生改变。这种改变不仅是形式的改变，而是在分析学生需要、教学内容、实际教学环境的基础上，充分利用在线教学和课堂教学的优势互补来提高学生的认知效果。混合式教学法强调的是在恰当的时间，应用合适的学习技术达到最好的学习目标，充分发挥学生的主体作用与教师的主导作用。

第114问　混合式教学的优势

较之于传统教学方法，混合式教学法的优势体现在：

◆它把网络技术引入了课堂，并开辟网络课堂，使网络课堂成为普通课堂必要的补充，扩展了师生交流的时间与空间。

◆混合式教学法借助网络技术，引导学生进行发现式学习，并延展至课后。

◆混合式教学法借助网络教学平台进行教学与交流，实现学生小组合作，展示学生的小组学习成果，激发学生独立思考与自主探究的学习欲望，调动学生合作学习与合作探究的合作意识；学生通过观察、发现、合作探究，在新知识学习中促进了新知的内化，建构了新的认知结构，培养学生的探索能力、自己发现问题和解决问题的能力，以及创造性思维能力。

第115问　混合式教学的设计思路与操作方法

1. 形成网络课堂并进行课程说明

让全班同学加入网络平台中由教师创建的班级。课程说明是该课程的性质、学习目标、内容范围、进度安排以及普通课堂与网络课堂、线上线下学习时间的分配、权重等。主要内容为课程结构（教学目标、课程内容和考核方式）、学习方法（不同类型知识的学习方法、教学方法介绍、网络课堂学习方法介绍）。教师需将整个课程的教学计划及各个阶段教学计划公布在网络教学平台上，当然教师也需在每次课之前将该次课的相关内容公布在网络教学平台上，以便学生预习。

2. 网络课堂组织活动环节

组织活动是混合教学中最重要的环节，也是网络课堂最有特色的地方。网络课堂中的活动一般有讨论、资料调查、情境模拟和操作性活动、讲授等。混合式教学设计需要教师在课程中设计活动，哪些活动设计在课上，哪些活动设计在课下，哪些活动设计在网络教学平台上，通过这些设计让学生获得更丰富的学习体验，支持学生进行多种形式的学习。例如，教师可以在课堂教学时发起讨论，在课后利用网络教学平台的"讨论区"继续延续和深化课堂讨论。教师除了课堂讲授外，还可以利用平台"试题库"所提供的试题，对当堂或以前的教学内容进行测试，平台将客观题结果自动反馈给教师和学生，教师可以根据结果掌握学生学习情况，以便调整教学计划。

3. 授课方式设计

网络平台可提供网络教学资源、在线答疑、在线研讨和交流、构造协作学习等。网络教学资源主要指在网络教学平台上提供与课堂教学内容相关的、精选的各类网络教学资源等，以便学生复习或者扩展学习。在线答疑指学生将问题发布到网络教学平台上（讨论区），教师和其他学生都可以对该问题进行回答，同时教师也可以将学生具有普遍性的问题答案发布到网络教学平台，减轻工作量。这种方式不但节约课堂教学时间，而且随着问题的增多，教师可以将所有问题积累起来成为教学资源。在线研讨指教师和学生之间、学生和学生之间，在网络教学平台上讨论区或聊天室，就某问题进行研究和讨论。讨论议题可由教师发起，也可由学生发起，通过在线研讨，激发学生的学习兴趣，同时也通过交流使学生对问题的认识更加深刻。对于协作学习，教师可将班级分成几个小组，每个小组围绕一个具体问题展开，每个小组在网络教学平台上共同学习，将各自收集的资料上传到平台，利用网络教学进行讨论。

4. 教学评价环节

教学评价环节主要包括对学生的学习效果的评价和教师教学效果的评价。教师可以在班级中让学生匿名为教师打分或提意见，也可以利用网络教学平台的"问卷调查""投票"进行调查以获得教学反馈。

第 116 问 混合式教学的组成要素及其关系有哪些？

混合式教学的"混合"体现在以下几个层面上：

◆离线学习和在线学习的混合

在最简单的层面上，混合式学习应该包括离线和在线的学习。离线学习指发生在传统教室环境的教学活动，而在线学习形式通常指网络学习。

◆多种学习环境的混合

在传统的教学中，学生参与教学实践活动的机会有限，自己动手操作较少。而在混合式教学中，师生可以结合多种方式和工具，使学生得到身临其境的学习体验。

◆多种教学资源的混合

可以是购买的标准化教学资源，也可以是自己开发的适合学习者特殊需求的资源。通过大量优质的教学资源，可以培养学生较强的信息处理能力，有助于使其形成终身学习的能力。

◆自定步调的学习和实时协作学习的混合

自定步调的学习是指完全基于个人学习需求的、学习步调自我控制的学习，而实时协作学习是指在多个学习者之间动态交流、共同分享知识的学习。

混合式教学法就是对各种学习方法、学习媒体、学习内容、学习模式以及学生支持服务和学习环境的混合。

但是，混合式教学法并不是仅仅把这些相关的成分混合起来。混合式教学是将各种元素混合而得到一个预期的反应。混合式教学的重点不在于混合哪些事物，而在于如何混合，其目的在于达到最优的教学效果。混合式教学要做的工作是在适当的时间，为适当的人，以适当的传递媒体，通过适当的学习方式，提供适当的学习内容，从而得到最好的教学效果和预期目标。

第 117 问　混合式教学的考核形式有哪些？

以形成性评价为主，首先突出对学生自主学习能力及信息搜集能力的考核。兼顾对学生专业素质、专业思想等方面的考核。

第 118 问　混合式教学需要注意的问题有哪些？

◆注重优势互补

混合式教学就是要把传统学习方式的优势和 e-Learning（即数字化或网络化学习）的优势结合起来。在设计和使用过程中应尽可能突显课堂教学与网络教学各自的优势，以获得更佳的教学效果。

◆注重时效性

课堂上布置的在线学习与讨论内容应及时组织学生在线进行，在线学习内容与布置的任务要及时在普通课堂上检查、落实，以巩固学习成效。

◆注重以学生为中心

在混合式教学中，尤其在网络课堂中，教师只起到引导、启发、监控教学过程的作用，而使课堂教学更具有弹性。

第九节　翻转式教学法

第 119 问　MOOC 和微课对翻转式教学的作用与意义是什么？

翻转课堂是运用现代技术实现知识传授与知识内化的颠倒教学模式，翻转了传统课堂的教学结构，即学生课前通过观看教学视频学习新知识，在课堂上做作业、交流、讨论、做项目或实验的一种教学形态，形成"以学生为中心"的个性化课堂。

MOOC 是 Massive Open Online Course 的简称，也被音译为"慕课"。MOOC 的出现为更深入、更有针对性的师生互动提供了机遇，促进了世界范围内知识内容的分享。MOOC 平台提供交互式训练与机器自动评分（Auto-grade）及学生跟踪管理等功能，这些功能均可用于翻转课堂，既方便学生课前的学习训练与即时反馈，又方便教师对学生进行管理，及时掌握学生的学习动态，有针对性地组织课堂活动。

微课是"微型视频网络课程"的简称，以视频为主要载体，记录教师围绕某个知识点或教学环节开展的简短、完整的教学活动，支持多种学习方式的新型在线网络资源。丰富的微课资源进一步促进了翻转课堂的实施，在提高常规教学效果的同时，拓展了学生自主学习和自我表达等多方面的能力，改变了传统教学中的师生角色，实现了对教学模式的革新，提高了课堂教学效率。

第 120 问　实施翻转课堂教学，教师应如何做？

◆任课教师了解学生课前观看 MOOC 微视频学习新知识的反馈情况后，有针对性地讲解相关知识点，并结合课程目标与课程知识体系，提出一些有探究价值的问题或设计一些富有挑战性、创造性的训练项目。

◆教师创设问题情境，布置训练任务，并引导学生了解项目目标与任务，学生根据自己的兴趣爱好选择相应的探究问题或训练项目。

◆组建学习团队，4~6人组成一个学习小组，每小组推选出一名组长。教师及时跟踪各学习小组的训练情况。对于学生存在的共性问题，教师可以统一示范，集体解决。

◆教师对整个教学过程进行归纳、评价、总结，反馈问题至下一次教学设计中。

第 121 问　如何把面授与网络学习相结合？

在实施翻转课堂教学的环节中，应注意面授与网络学习相结合。

1.在课前，教师发布学习任务通知，学生通过在线自主学习完成模仿训练，提出问题，学生互相讨论、答疑，总结收获，明晰问题。教师利用碎片化时间在线答疑，收集学生的学习情况信息。

2.课堂上，教师针对学生课前在线学习情况，引出重点、难点供学生分析讨论；在此基础上，发布学习公告，引导学生向深层思维发展；学生分组，通过项目学习、任务引领式学习、启发式学习、讨论式学习、探究学习、协作学习、自主学习等教学方法的混合使用，完成课堂训练项目，达到巩固训练的目的；在此期间，教师面对面观察学生完成任务的情况，并给予个性化指导；学生完成的作品可在线提交以供小组互评、教师点评，以达成共识。

3.在课堂建立共识的基础上，教师在线发布拓展训练项目，并利用碎片化时间进行引导，以供学生课外提高训练，培养学生知识、技能迁移的能力。

第 122 问 如何让学生配合?

在实施翻转课堂教学前,进行翻转课堂学习模式思想动员,使学生充分了解提升自主学习能力对形成终身学习习惯的益处,以及翻转课堂的教学方式对他们自学能力、表达能力和思辨能力的培养作用,使学生明确翻转课堂形式的教学是未来教学的发展趋势,让学生在思想上不因投入更多时间而产生抵触,自然而然地接受教学模式的改变。同时,有必要做好翻转前的学习支持服务,促进翻转前学习效率提升,可建立由教师、学生等共同参与的微信群、QQ 群,学生有问题可随时提问,并获得教师的指导、高年级学生学习心得分享等支持,坚定自主学习的信心。另外,增加平时课堂参与度的分值比重,一方面提高课堂参与度,另一方面也实现了过程性考核。

第 123 问 翻转课堂中,如何主导面授课程?

与传统的面授教学相比,翻转课堂面授教学使师生间具有更多互动交流的时间和机会,并被赋予了提升学生多种能力的功能,这就要求教师在学习指导中不再仅限于知识层面上的指导,而是提供更为综合的指导。

教师在上课之前需要将学生在课前学习时产生的疑问进行整理,然后在课堂中通过交流、探讨的形式解决学生的疑问,适时在课堂上对学生进行引导,同时组织开展一些关于课堂的教学活动。教师不必再局限于传统课堂时间的限制,可以根据自己对学习的理解,组织各种学习活动,使学生完成知识的建构。在学生参与课堂活动的过程中,教师要不断根据学习情况进行及时指导,保证学生的研究主题有所侧重,突出学习目标达成,对课堂具有一定的把控,推动学生完成知识的内化。

第五章 | 评价教学

第一节　了解评价

第 124 问　通过评价可以达成教学的哪些目的?

关于评价的目的教师可能存在多种不同看法,有的人认为是为了测试学生对课程内容的掌握情况,有的人则把评价简单地等同于学生排名,还有人把评价看成是激励学生学习的手段。

以下是评价的一些常用目的:

◆判断学生对关键知识和技能的掌握情况

◆测量学生一段时间以来的进步情况

◆诊断学生的困难所在

◆评价教学方法的效果

◆评价课程的有效性

◆促进学生努力学习

一个评价可能会包括不止一个目的,评价也经常会因为用于不正确的目的而不能提供真实、有效的数据。

第 125 问　什么是终结性评价?

终结性评价就是对课堂教学达成的结果进行恰当的评价,指的是在教学活动结束后为判断其效果而进行的评价。

◆终结性评价是对一个单元、一个模块、一个学期、一门课程教学质量的评价，其目的是对学生阶段性学习的质量做出结论性评价，评价的目的是给学生下结论或者分等级。

◆终结性评价是在教学结束时进行，目的是了解教学总体目标实施情况，并对教学过程做出最后评定。通常是以考试的形式进行，虽然能达到评价教学成效的目的，但仍存在不足之处。一方面，试卷内容的局限性以及考试中存在的偶然因素会影响检测结果的客观性；另一方面，也不能对教学过程中出现的问题进行及时的评价和反馈，不仅会影响学生的进步，也不利于教学体制的完善。

第126问　什么是过程性评价？

过程性评价是评价功能与价值的集中体现，从教学评价标准所依照的参照系来看，过程性评价属于个体内差异评价，亦即一种把每个评价对象个体过去与现在进行对比，从而得到结论的过程评价方法，目标与过程并重，及时反映学习中的真实情况，促使总结经验、纠正不足。

"过程"是相对于"结果"而言的，具有导向性，关注教学过程中学生智能发展的过程性结果，如解决现实问题的能力等，及时对学生的学习质量做出判断，肯定成绩，找出问题，是过程性评价的一个重要内容。

简而言之，就是把学生的学习过程及效果用量化的形式评价出来，例如，根据回答问题情况打分，根据作业情况打分，根据小测验情况打分等。

第127问　什么是形成性评价？

形成性评价是在教学实施过程中进行的评价，是对照教学目标经常地检验教学状况和学生学习情况而进行的评价，其目的是为了了解教学过程中的状况，以便及时调整教学，这种评价有助于及时发现问题，及时对教学方案做出适当的调整。

◆形成性评价提供了教学进程和学生行为的有关信息。这些信息有助于课程目标的发展和形成。同时，学生可以根据反馈信息，对学习任务进行调整。形成性学业评价对教学过程的改进和学生的发展都有帮助。

◆形成性评价可以不用组织得那么正式。评价方式是多样化的，可以通过测验、回答问题和交流沟通等方式进行，这样的评价应该表现得没有威胁性，因为目的只是让学生看到自己的优势和弱点。对学生的学习和表现提供反馈意见会让他们心存感恩，而且使他们对整个院系和有关教师都能建立正面的情感。

第 128 问 考试评价的信度、难度、区分度是什么？

1. 信度

信度指的是测试结果是否稳定可靠，即评价的可靠程度。信度通常用一种相关系数（即两个数之间的比例关系）来表示，相关系数越大，信度则越高。当系数为 1.00 时，说明测试的可靠性达到最高程度；而系数是 0.00 时，则测试的可靠性降到最低程度。在一般情况下，系数不会高到 1.00，也不会降到 0.00，而是在两者之间。

信度计算我校采用对半法（the split-half method）。测试只进行一次，但将整份试卷的题目按单、双数分成两组来分别计分，算出两组分数的相关系数，然后再用 Spearman-Brown 的公式计算整份试卷的信度系数。具体计算步骤是：将两组分数的相关系数乘以 2，再除以 1 加两组分数的相关系数。

信度可以通过以下方法得到提高：

◆多套试题随机抽取；

◆考前不划定考试范围；

◆提高试题效度，提升试题质量；

◆考试保密措施有效，同时严格考试纪律；

◆标准化阅卷，严格、规范、统一、流水作业，并认真复核。

2. 难度

难度反映试题的难易程度，即考生在一个试题或一份试卷中的失分程度。如满分 100 分的试题，考生平均得分 72 分，则难度系数为 1–72/100=0.28。

难度系数的计算公式为：

$$L=1-X/W$$

式中，L 为难度系数，X 为样本平均得分，W 为试卷总分（一般为 100 分或 150 分）。

3. 区分度

试卷区分度反映试题区分不同水平受试者的程度，即考出学生的不同水平，把优秀、一般、差三个层次的学生真正分别开。区分度高的考试，优秀、一般、差三个层次的学生都有一定比例，如果某一分数区间学生相对集中，高分太多或不及格太多的考试，区分度则低。如果把成绩从高往低排序，前 50% 的考生为高分组，后 50% 为低分组，其计算公式为：

$$D=2（X_H-X_L）/W$$

式中，D 为区分度，X_H 为高分组平均分，X_L 为低分组平均分，W 为试卷总分（一般为 100 分或 150 分）。

从以上公式可以看出，试题难度系数和区分度并没有直接联系，因为前者是反映样本总体的一个参数，后者是反映样本两个部分的参数。表 5–1 列出了信度、难度、区分度指标等级的参考值。

表 5-1 信度、难度、区分度指标等级的参考值

评价指标	指标等级			
信度（b）	b＞0.80，高	0.5≤b≤0.80，良好		b＜0.5，较差
难度（L）	L＞0.4，较难	0.25≤L≤0.40，中等		L＜0.25，偏易
区分度（D）	D＞0.4，优	0.30≤D≤0.39，良好	0.20≤D≤0.29，中等	D≤0.19，差

注：以上评价指标的参考标准仅供我校各级考试参考使用。

第 129 问　如何提高评价的效度？

一个测验无论其信度有多高，还有一个前提条件，就是它测试的是否是我们想要了解的问题，即测量的有效性。如果我们原本想测量的是学生对 A 概念的综合分析能力，可是实际上却是对 A 概念的记忆情况进行了测量，尽管多次反复测试，结果都比较一致，可是因为测试与我们原本的想法是南辕北辙，这样的测试是无效的，也就是效度很低。简单来说，测验的效度是指一个测验对它所要测量的特质准确测量的程度。

效度可以通过以下方法得到提高：

◆确保是针对这一水平的学生，问题清晰、合适；

◆通过检查，确信测试的时间限制合理；

◆提供简单、清晰、不含糊的测验说明；

◆确定高质量的评分标准（如清晰的、得到认可的评分标准，有评分检查的工序，由熟练的评分者操作）；

◆使测验的选择题数量最小化；

◆使用信度相对低的测试方法，增加问题的数量，增加观察或考试的时间。

第 130 问　评价活动对学习会产生什么影响？

永远不要低估一个评价，特别是这个评价关系到学生未来发展时，会对学生产生多大的影响。评价的影响可以是积极的，也可以是消极的，甚至可能是有害的。

对许多学生来说，通过考试是他们学习的主要动力。如果考试没有有效、真实地反映课程的内容和目标，就会埋下潜在的危险，如严重地误导学习，对学生得出错误的评价。

例如，某校医学专业对最后一年的课程进行了修订，但课程评价却不慎变成了书面测验的比重超过临床测验部分的比重。结果发现，学生花费大量的额外时间来学习课程的理论性知识，而不是去实践他们的临床技能。而事实上，后者才是课程修订的主要目的。

我们的观点是，直接影响学生未来发展的评价（总结性评价）应该和为了指导学生未来学习而进行的评价（形成性评价）区分开来。

第 131 问　评价是否可行需要考虑哪些问题？

关于评价的可行性，你需要考虑如下问题：

◆我有主持、执行此评价的技能吗？

◆我能精确地解释评价结果吗？

◆按照评价计划是否会需要太多时间？

◆这一计划是否需要特别的资源（如人力、资料或设备），这些资源是否可得？

显然，根据你自己的情况，还会有其他关于可行性方面的考虑，因此在开始任何一个特别的评价计划之前，你都需要进行认真的考虑。

第二节 学生学业评价

第132问 学业评价的内容一般有哪些？

学业评价是指教师获得学生是否掌握的知识、技能及态度等信息的活动。考试是评价学生学习情况最常用的办法。大多数情况下，学业评价表示的是一种综合评价，包括：

◆学生的学习成绩（测试学生知道什么，或知道如何做）

◆平时表现（学生在课程中的作业质量）

◆努力程度

学业评价活动包括：

◆搜集正式评价信息（如运用于客观测验）

◆对非正式信息的使用（如个别谈话）

◆对学生完成的课题或所做的笔试评定等级或给出分数（数字成绩、字母等级、描述性等级）

第133问 为什么要进行学业评价？

学业评价通常有以下作用：

◆诊断学习和检验进步。诊断学习和检验进步是学业评价的主要原因。教师可以通过对单个学生进行访谈而获得信息，也可以通过学生的评论去获得信息。诊断应该帮助每个学生认识到自己的缺点，也应对教师的教学有导向作用。

◆给学生定等级。大多数情况下，学生等级就意味着学生在一个单元、一个学期或一个学年中取得的成绩。因此，为了给学生定一个准确的等级，教师需要搜集足够的信息。一般来说，学业评价的次数越多、种类越复杂，教师对学生的学习情况便了解得就越多。

◆激励学生。虽然教师没有刻意用学业评价去增加学生的学习动机，但学业评价对学生常常有激励作用。不过这也依学习者个人而定，因为，考试可以迅速增加某些学生的动机，而另一些学生则会承受巨大的压力，动机反而会降低。

◆诊断教学。学业评价数据可以给教师提供有价值的诊断信息——为什么有的课效果较好，有的课效果较差。例如，可以从考试中看出，哪些教学内容或哪些教学过程没有完全被学生理解，课程呈现的教学材料是偏难或是偏易。

当然，对学业评价的负面影响也要谨慎，这一点很重要。不同形式的学业评价对特定类型的学习（如机械学习）会有促进作用，而对其他类型的学习会产生抵制作用，尤其是当这种学习难以测量的时候（如高级思维）。

第134问 如何通过评价计划达成公平的评分？

为了确保评价计划对学生公平，可以采用如下的步骤和策略：

◆制作评价计划

在课程计划阶段就应该确定评价的程序。如果和同事一起工作，就一起讨论决定使用何种评价方法。

决定学生的作业如何分等级，每份作业、测验占课程总分的比例。同时，也要为错过或不能参加学期作业或最后考试的情况制定规则（如给学生一定的时间宽限）。如果确有必要，可以在没有惩罚的情况下，允许他们晚一两天交作业。

◆就评价计划与学生交流

清晰地列出有关评价事项以后，将这些规则尽早告知学生。告知对他们的期望，将如何测量他们达到课程目标的程度。向他们解释评价方法、评分过程、评价规则，以及这些方法和规则是怎样在帮助他们达到课程目标的同时，对他们的进步进行公平的评价。完善的评价计划和清楚的解释能够消除学生的迷惑，或可能出现的焦虑。

事先确定评价计划与公平的评价标准，并且使其得到学生认可，那么其后遵照既定的评价计划和标准得出的评论结果，就能最大程度地得到学生的认可，进而对评分的争议也会大大减少。

第 135 问　学业评价设计需要考虑哪些问题？

1. 设计学业评价要考虑以下问题

◆学生需要具备什么样的知识、技能和态度？

◆学业评价如何使课堂所教授的内容更具吸引力？

◆能够使用正式或非正式、结构性或非结构性的标准进行学业评价吗？

◆是单独设计学业评价，还是与同事或学生一起设计？

◆完成这些学业评价需要多长时间？

◆评价过程中包括哪些个人活动或集体活动？

◆学业评价需要用到哪些材料和设备？

◆我能独自完成这种学业评价吗？会涉及其他教师吗？学生会做自我学业评价吗？

◆所获得的评价结果如何服务于将来的教学？

2. 设计学业评价的策略

◆如果你的课程学习的主要目标仅仅是让学生习得事实、定义和概念，那么一份精心设计的、清晰的多项选择试卷就足够了。

◆如果采用绩效评价（论文、演示、项目或课堂贡献），确信给学生提供了清晰的要求说明和评分指导，或是以前的学生的杰作范例。只有这样，学生才更可能表现出他们真实的技能水平，而不会对作业产生误解。

◆如果你的等级评定系统还包括对学生努力情况的评价，那么在课程开始之初就需要说明，学生需要做些什么来表明他们确实投入了课程学习（如：可以是在办公时间访问你，与助教一起修订作业、论文或项目，参加所有的班级会议，在课堂上发言等）。许多教师认为评定"努力程度"不公平或不精确，他们会下意识地不对那些全勤或在办公时间访问教师的学生给出评分倾斜。因此，在评定学生等级时，要确立明确的标准，依据标准进行评价，不忽视一些可能影响评价结果的学生行为。

◆学业评价所基于的作业或任务对学生必须有一定的吸引力，形式要简单易行。最重要的是，对学生的指导要清晰，要能被大多数学生接受，要有利于他们成功地完成任务。如果学业评价是基于持续的班级学习和学生兴趣的话，那么就很容易能形成既吸引学生又能激励他们的任务。

◆要想完成一个得到认可的等级评定，事先设立明确的规则很重要。

第 136 问　如何对学生的讨论表现进行评价？

讨论式教学在大学教学中的应用越来越多，而且也越来越受到师生的欢迎。出现这一现象的原因是，人们发现，认知技能和个人素质不容易通过讲授或教科书所鼓励的被动参与得到足够的刺激。因此，更多的大学教师开始转向以学生为中心的教学方法，如讨论课。对这些教学方法的研究表明，讨论不能有效地传递知识，但是这种教学方式能够促进学生和教师许多重要方面的产出。

对于学生来说，讨论能够影响态度的改变，提升敏感性和动机，探讨有价值的问题并且鼓励责任感。讨论还能促进高阶思维技能（整合、总结和创造）、问题解决、批判性思维和交流（倾听、询问等）。讨论法还可以培育师生关系，建立一种不那么"权威"的教学风格，促进同辈学习，促进跨学科的、比大纲标准更宽泛的学习。

对学生的讨论表现进行评价，可以把每次课都录下来，第二天再进行评价，一般两小时足够用来聆听录音带并对每个学生的表现写下评语。第二天再评价的好处是，它可以让教师参与到讨论中，而不会因为要当堂评分而分散精力。同时，它使得建立在学生语言表现上更广泛的评价得以进行。

在一些情况下，教师需要在课堂讨论之前与学生见面，了解他们对材料的理解，也为自己当晚的引导和评论做准备。经验表明，大部分学生通常都对材料有自己的个人创造性理解，但是他们却不知道如何描述这些观点。而这一技能是可以通过讨论、通过对学生表现进行细致的评价来帮助学生习得的。

保留课堂录音的好处是，常常可以通过播放课堂讨论录音向学生指出他们存在问题。而且在学期末如果对分数有争议，这些录音还可以作为客观记录使用。如果课程是由教师小组进行的，课堂录音还可以让多人共同来给学生评分。还有一个好处就是教师可以评价自己在课堂上的表现，分析自己对实现课程目标所做出的贡献，如何限制自己发言的长度，而使学生的参与程度最大化。

第 137 问　小组作业评分需要注意什么？

小组作业能够达到的一些教学目标（如提高学生的合作技能），对它们进行公平的评价也非常困难。小组成员所承担的工作往往不均匀。由于这个原因，一些教师允许小组成员个人为小组的每个成员包括他们自己打一个"辛苦"分。因为合作限制了任何一个学生控制最终作品的能力，小组作业可能不能完美地反映出学生的真实能力或努力，他们有的可能很困难，有的可能很杰出。考虑到这一点，可以使用个人和小组评分结合的方式。如，每个学生可能对某个特定的话题或部分负责，同时会因为小组的整体表现得到一个总分。这种情况下，确保提供一些课堂时间或为小组的协调和讨论提供其他结构化的指导，这样小组才不会分裂。

同时，教师应该认识到一些项目不易于让学生真正地合作，例如传统论文或科技论文，这些任务几乎总是被学生分摊，很少进行互相讨论、反馈和观点的融合。适合合作完成的作业经常是基于问题解决或案例学习，以"产品"的方式表现出来，如电影、计算机程序、物理发明，或是一份书面或在班级进行展示的"项目计划书"。

第 138 问　项目和演示评分需要注意什么？

项目和演示可能因为形式独特而对评价工作形成特别的挑战。确保给学生提供了清楚的作业指导，还可以考虑在这些指导的基础上准备一份评分核查清单或者是评分表。可以把各种指标包含到作业指导中，如从作业长度到对资源的使用，以及整体的创造性等。是否将评分表也返还给学生可以由教师自己决定，不管怎样，学生总是希望得到关于他们成绩的一些意见。

第 139 问　论文评分需要注意什么？

在给论文评分的时候，清楚而审慎地写下你的意见。不要擦掉这些意见——使用空白处、正文背面，或附上小贴士写出你的意见。尽量让你的建议足够明确，这样学生下次有机会可做得更好。如果你发现不少学生描述的内容类似，可以针对学生错误的内容准备一份材料分发，比如如何写文献综述、如何阐述论点。在宣布作业的时候发这样的材料比较合适，有助于学生更好地准备。

论文的评判应该根据它的内容、组织和风格。但是，学生要知道一篇论文内容（观点、分析、洞察）的整体性是不能割裂的。毕竟，语言是一种媒介，学生必须通过它组织、表达他们的想法。一些教师有很好的成功经验，他们要求学生提交两次论文。第一稿上交主要是为了对内容、组织和形式给出建设性意见。第二稿才用来评定等级，而且这一稿通常都会表现出让学生和教师双方都满意的进步。

在论文评定时可以在开始评分之前先阅读一些论文，以对整体的质量情况有一个了解。当你太累或太厌倦的时候应该停止评分。当你再开始的时候，浏览一下你最后评分的几篇论文，确保评分公平。

当学生提交他们的论文时，教学过程并没有结束。快速、彻底的反馈对学生的学习非常关键。

第 140 问　如何用观察法对学生进行评价？

对学生的操作技能或人际交往能力进行评价时，观察法是最有效的方法。但不幸的是，观察法的信度往往比较低，尤其是在复杂的、无法使用其他评价方式的交往技能领域，评价的信度往往非常低。因此，在用观察法进行评价的过程中，得到的信息最好主要用来给学生反馈，而不是作为重要决定的依据。

1. 观察表的类型与使用

◆核查表

核查表一般是一个 2 级评分量表。有证据表明，当核查表的级别超过 4 个时，信度会下降。因为评价者需要确定核查表上所说的要素有或是没有、足够的还是缺乏的、令人满意的还是达不到要求的。只有当每一部分都得到清楚的定义，并且容易观察到，核查表才是可信的。核查表对于评价技术技能特别有用。

◆量表

量表有很多种，它的核心特征是要求观察者根据量表判断一种行为是持续的还是间断的。常常因为没有其他的方法可用，这种方法被广泛用来进行行为和绩效评价，但是它的评价客观性是一个不可避免的问题。由于这个原因，如果要做出某种判断，对同一个学生的同一个活动用多种独立的量表进行评价就显得很重要。下面三个表是针对同一能力不同结构的量表，用来测量医学领域的培训生或实习生在病房中的表现，测试的要点是"从患者处获得信息"。

◆量表的范例　见表 5-2、5-3、5-4

表 5-2　从患者处获得信息能力的量表 1

从患者处获得信息的能力	表现好（处于前 1/4）	表现中上（处于 1/4~2/4）	表现中下（处于 2/4~3/4）	表现落后（处于后 1/4）
	4	3	2	1

表 5-3　从患者处获得信息能力的量表 2

从患者处获得的信息	非常有效	有效	适当	粗劣	贫乏	无法用来判断

表 5-4　从患者处获得信息能力的量表 3

从患者处获得的信息	获得很少或没有获得信息	获得了一些信息，有重要错误或遗漏	进行了充分的执行，获得了大部分信息	非常深入地了解了患者的问题

建议使用表5-4，有两个理由，一是它力图提供清楚的描述，帮助观察者确定行为属于哪个标准。二是它更注重实效。事实上它被有经验的医学评价者更频繁地选用。

2.提高观察评价法信度的方法

经常有人呼吁通过培训评价者来提高观察评价信度，这看上去很有道理，但是证据表明这只能带来非常小的差异。

最近的研究表明，更有效的方法是选择那些内在一致性更高的评价者。常识告诉我们，采用观察法进行评价需要向观察者简短而又充分地解释评价表的内容，而且要告诉他们不能对学生没有表现出来的行为打分。

第 141 问 如何用口试进行评价？

口试作为一种主要评价方法使用了数个世纪。传统的口试给主考官相当大的自由，可以使用不同的问题来询问不同的学生，信度非常差。

1.口试的适用领域

◆口试为学生和主考官面对面的交互提供了一个独特的机会，可以用来测试语言和交互能力，而这些技能无法用其他方法来测量。但是在实践中，这些技能往往没有成为口试关心的重点，一项重要的研究发现口试存在的主要问题是，口试仅仅是要求学生回忆一些零散的知识片断。

◆我们建议尽可能减少对口试的依赖，除非口试是唯一有效的测试方法，例如外语能力的测定。目前口试中的一些活动还可以改变形式，整合到客观测验题中去。但是，当想要通过富有挑战性的深度发问，将最顶尖的学生区分出来时，口试是很合适的一种方法。

2. 使用口试的一些技巧

如果你希望使用口试，那么需要采取一些步骤来减少可能出现的问题。

◆定义好要测试的内容。

◆如果是理论口试，考试之前先集合考官，并准备一份标准的问题序列，如果能够将已参加考试的学生和即将接受考试的学生分隔开来，那么可以向学生问相同的问题，如果不能将他们分隔开来，那么问题的内容和难度应该保持均衡。

◆如果是实践性测试，除了遵循上述要求外，学生操作同样任务所面临的条件也应该是相同的或等同的。

◆尽量减少主考官主观判断的不一致性。

◆准备一份结构化的评分表或评分量表，向考官简单说明如何使用。

◆使用尽可能多的考官，换句话说，就是将口试时间分成尽量多而短的日程，而不是一个很长的日程。

◆确保询问每个学生的问题都是通过认可的问题，并且学生得到了相同的时间来回答。

◆确保每个主考官独立评分，并且直到整理所有的分数之前，避免对个别学生进行讨论。

◆对潜在的偏见进行控制，如学生和主考官的年龄、性别和宗教信仰。

第 142 问　如何利用学生自评？

这里的"自我评价"是指一个由学生参与建立评价标准的评价体系，他们会使用评价标准来对照自己的作业，并且判断达到了何种程度。我们相信，每个大学生都应该具备这种技能，能够对自己工作质量做现实的评价。但是在传统课程中，很少提供机

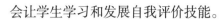

会让学生学习和发展自我评价技能。

1. 学生自评的适用范围

将自我评价引入现有课程的实践表明，这样做是可行的，也是值得的。只要评价计划设计得很好，而且学生是对他们所取得的成绩（而不是所做的努力）进行评价，他们的评分就会合理，与教师的评分一致。因此，把自我评价作为一种主要的评价方法，来提高学生对自己能力和表现的了解是没有问题的，还可以鼓励开放和诚实的评价。

2. 引导学生自评的技巧

克莱诺斯基（1995 年）认为，自我学业评价对学生有重要的影响。她认为自我学业评价应包含如下活动。

◆确定标准。和教师进行讨论，以明确他们可以达到怎样的目标。这项工作可以通过一系列由教师和学生参与的小组会议完成。双方都必须在用来评价学生作品的这些标准上达成一致意见。为了帮助学生聚焦在这个任务上，教师可以要求学生反思这两个问题：如何区分好的作品和不足的作品？一份好的课程作品应该具备哪些特征？

◆与教师交互对话。在计划过程中分享观念，就观点和问题进行讨论，从而获得反馈，进行协商。

◆确定等级归属。包括设计一个得分表，对要判断的行为进行阐述，形成标准的概念。

当标准确定下来之后，学生就可以使用他们来判断自己的表现，根据对应的陈述给出相应的分值。另外一种方法，就是将他们自己的评分和同学对他作品的评分进行对照。教师也可以进行随机的抽样评分，实现控制并阻止作弊或自我欺骗。

第 143 问　如何利用考试促进教学目标的达成？

1. 教师应当树立的考试哲学

考试成绩的重要性已经得到了充分的认可，但是我们要知道，考试的结果不能反映一个人有关价值或尊严方面的信息。一次（或多次）考试的分数无法对一个学生内在的智力能力做出综合判断。而且，课程的一两次成绩情况不会决定一个学生在整个课程上的成功，更不用说生活的成功。对于大部分考试来说，它们能反映的仅仅是它们想要测量的，在某个关键的时间点，学生所展示出来的他们对信息和技能的掌握情况。考试同样也不是学术成就的顶点。

在制定评价计划的时候，注意力需要集中在采用什么样的评价方式，能够最好地展示出每个学生在具体的知识情境中运用概念的能力。然后才考虑这一方法应用起来是简单还是复杂，是方便还是不方便。

埃伯（Ebel）曾经指出考试能够完成四个学习目标，这一看法至今仍被奉为经典：

◆促使教师明确教学目标；

◆激发学生的动机；

◆指引教师和学生努力取得成绩；

◆提供有效的学习练习。

2. 教师需要与学生交流的有关考试的信息

◆教师需要将"考试服务于学习的目标"这一意义传达给学生。

◆课程开始之初，可以有条理地介绍考试的有关信息，介绍清楚学生想要了解的要点信息。

◆有多少次考试。

◆什么时候举行。

◆每次考试的成绩如何计分。

◆最后的成绩如何计算。

学生参加考试的时候，应该对考试的内容有清楚的预判。而且关于考试的形式、题型、考试的时间、占最后成绩的比重等信息的了解，也有助于他们更好地表现。除此之外，学生还会想要了解更多的其他信息，包括教师对考试是什么样的看法，希望学生达到什么程度，如何看待最后的成绩。这些信息能够帮助学生将考试放在整个课程目标的大背景下，把考试看成是他们与课程内容进行交互的一种方式。关于考试的讨论要传达这样的信息，即考试是重要的，需要严肃对待。

3. 恰当地向学生传达有关考试的信息

◆在与学生交流有关考试内容的时候，教师要传达恰当的期望。教师谈论考试的时候，不要泄露考试会有些什么内容，可以解释考试能如何促进学习目标的达成，帮助学生对考试建立恰当的认知。

◆在考试之前，教师需要传达有关考试的内容。但是要尽量避免以"为了考出好成绩，你们要知道……"这样的话来开场。这是一种暗示，似乎学习只是为了考试取得好成绩，而不是其他什么目的。而且这可能会导致更多的问题，使学生不关心具体的知识内容，只关心"这个内容是否会在下次考试中出现"。关于考试复习课不可以说成是"我们要讲一讲下次考试的内容"，而要把它看成是教师和学生对有关概念和知识内容进行的重要交流。告诉学生将要花多少时间来上复习课，让他们事先确定他们想讨论的内容。

◆不应该让学生对他们应该知道的考试信息存疑。要预先告知学生课程会采用何种考试。因为有些学生有途径能够看到过去的试卷，所以给所有的学生提供至少一份以前的试卷复印件可能会使考试显得更公平。考试的性质直接影响学生的准备、学习和钻研。考试形式和频率会直接影响学生学什么、学多少。如果学生认为你会主要强调对信息的记忆，他们可能更倾向于投入大量时间掌握概念，综合多种资料，而且可能更倾向于到最后时刻再突击，这使得考试结束后他们不会长期记得课程内容。此外，如果测验要求对讨论的内容进行深度理解，学生也会做出相应的行为和反应。

◆课程内容的重要性有一套常规的陈述方法。如所有的课程内容都很重要，但是更本质的要点是什么？课程知识建立在哪些基本事实的基础上？哪些概念对应用和实践至关重要？

这些问题都是教师需要回答的，对这些问题心中有数也能使教师很好地应对学生在课堂上提出来的问题，如："如果今天讨论的内容要考试，你会以什么样的问题形式来考核？"这样，教师就可以顺势结合课堂讨论回顾知识要点，总结课程内容。

4. 上好考前的复习课

学生经常会问教师："老师，考试前有复习吗？"有时候学生会问得更直白："老师，帮我们复习一下考试的内容吧。"学生并不奢望知道考试题目，但是他们希望从教师这里问出尽可能多的信息。

来自学生的这种压力使许多教师怀疑考试复习课的目的和价值。是否需要在紧密的课程安排里再挤出时间上一节复习课？上了复习课，学生在考试中的表现就会更好吗？更重要的是，复习课会对课程内容的长期掌握有好处吗？复习课能帮助学生更好地应对考试焦虑吗？复习课应该以什么样的形式呈现？

（1）考试前上复习课的两大理由　为学生上考前复习课有两个主要理由：它确实能够实现通过考试促进学习；它能够很好地

帮助学生应对考试焦虑。首先，复习课通过澄清在考试中学生需要如何展示他们习得的知识内容，需要详细到什么程度，帮助学生更好地学习课程内容。而且复习课能够设计成给学生提供机会练习考试所需技能。其次，帮助学生应对考试焦虑。一些学生考试太焦虑，以至于考试表现不佳。他们知道这些知识，也能够解答问题，但是考试环境的压力使他们无法展示出自己的所学。这些学生应该学习如何应对焦虑，如何在压力下表现自己。通过鼓励，可以激起学生的信心。而且了解关于考试的信息，如知道题目的数量和题型能够帮助学生放松下来，将注意力集中到考试内容上。

（2）上考前复习课的三种方式 复习课的方式可以多种多样，可以考虑以下三种常用的方式：

◆开放式问题课

教师只把自己当成学生的提问对象，由学生来确定进程。学生决定问什么问题，决定要复习课本的哪些部分。如果他们只有5分钟的问题，那么就是5分钟，复习课就到此结束。

这一方法确实能给学生提供机会澄清他们还不理解的内容，但是不能让学生了解不同学习内容的重要性程度，而且这种形式很容易变成学生对考试细节问题的挖掘。致力于深入学习的复习课可能会在学生"会考X吗？"之类的问题中变味。

一些教师虽然采用这种方式，但是他们会聚焦于一些问题，会重新讲述一些问题，或者让学生在复习课之前列出自己的问题并递交上来。对这些问题进行讨论要优先于复习课学生临时提出的问题。

◆模拟考试形式的复习课

在这样的复习课中，为学生解答这次考试可能出现的问题，或者解答以前的试卷。教师可以鼓励他们与其他同学讨论自己的答题，或者通过查找笔记和教材来核对自己的答案。教师进行总结的时候可以澄清一些仍然存在的错误。这种复习课是否有效，依赖于学生答题的投入程度，如果他们对题目进行了解答，那么他们就能通过教师的讲解学到更多的相关知识。这种形式的复习课能够让教师帮助学生根据自己的问题规划学习时间，而且能够学习一些应试策略。这种复习课还可以让教师顺便传达一些关于试题如何评分的信息。这能够帮助学生了解自己在答题的时候应该做到什么程度。

◆综合性的知识复习课

复习课还可以使用综合知识内容的方式。因为学生在复习的时候，关注的焦点往往比较分散，他们关心公式、日期、定理、问题、定义、引文等他们认为考试会出现的内容。而在综合性的复习中，教师通过某种方式将这些零散的部分理成一条线，为学生提供一个知识的概述。

这一方法能帮助避免学生随机、无休止地询问。这样的复习课有教学计划，教师掌握课程的方向和步调，学生可以发问，而且也鼓励学生提问，但是他们提出的问题都是在给出的大背景下。教师关注的是"课程的内容是如何被组织到一起的，为什么要这么组织"。

上考试复习课肯定还有更多的方法，什么是好的考试复习课并没有公式。但是要考虑一些细节，包括考试复习课的时间安排、是否要求出席率等，这些安排要符合教师的目标，学生的准备情况，以及知识内容的特点。明智的考试复习课能够很好地结合学生对成绩的兴趣和对学习本身的兴趣，最终的结果就是达到更好的教学产出。

5. 通过考试促进学习

考试不仅让教师和学生了解他们学到了多少，同时它通过强调课程内容，或者通过要求学生用另一种方式应用或思考他们学过的内容，为进一步的学习提供了机会。经常考试能够促进学习，能够提供学生进步的信息。如果能够经常考试，迅速返回试卷，与学生一起回顾考题，能够最大化地反馈考试的好处。

考试并不仅仅是等级评定的工具，它还是学习的工具。挑战在于如何精心设计试卷问题，让学生应用他们所学的知识，而且是通过非线性的方式进行知识的应用。我希望他们了解的最重要的事情是，在大量的信息中如何建立一个概念框架，以及如何确定什么是重要的，什么是无关紧要的。

当考试评分结束，试卷也已经返还，教师可将一份试卷的复印件保存到档案袋中，标明哪个问题失分最多，哪些问题给学生造成了不必要的困扰，以及得分的分布情况。这个文件对教师将来出试卷会很有帮助，同时也会帮助教师聚焦学生有困难的内容。

第 144 问　如何出一份好的试卷？

1. 好的考试都具备的共同标准

◆好的试卷要表达直接，所有的学生都能明白要问的问题是什么。

◆好的试卷不会把考核重点放在课程的非核心技能、知识或词语上。

◆考试时间适合试卷长度。

◆试卷上有清晰的指导说明（可以在考试开始之前浏览）。

◆试卷标明了每一部分的分值，这样学生可以分配他们的时间。

关于考试最基本的原则就是——考试需要测试并鼓励广泛类别的知识和思考，包括从事实性知识到专家观点，到学科分析，以及更多的个人解释和观点等。

2. 设计试卷的一般策略

◆对于使用基于问题或基于案例的考试，可以通过描述"真实"的概念或技术应用情境，或者将几种概念整合到一个问题中，把问题设置得更为有趣。问题设置的难度应该分等级，第一个问题至少应该是一个能够让学生建立信心的问题，这样有些紧张的学生不至于在刚开始的时候就崩溃。避免"双重问题"（也就是一个问题的解决依赖于前一个问题的成功解决）。避免又长又详细的数值计算，考试应聚焦于观点，而不是考验耐性。

◆拟好一份试卷的草稿时，将考试题目根据它们所要求的技能，如信息记忆、翻译、解释、原理的应用、概念的分析、观点的整合或评价进行分类。确信问题足够覆盖你想要评价的技能领域。特别对于多项选择题，对问题小小的改动都可能是对高阶思维能力提出的要求，也可以使其和课程的学习目标联系得更紧密。例如，不是让学生根据给出的定义识别正确的单词，而是让学生选择和你提供的案例最匹配的概念或词语。这就要求学生不仅知道词语的概念，而且能够使用这些概念去解释事件。

◆一旦问题确定了，要更多考虑如何在卷面上排列这些试题。目标是分类简明、清晰，排版不杂乱。如果在卷面上给简答题或论文式题目留出了空白，需要意识到，学生往往会把你留出的空白理解成你希望这个题目答多长。

◆设计好各种试题之后，让有经验的同事或你的助教检查一下。别人来看你出好的试卷，常常能够指出你自己看不到的语句含糊之处或者排印错误。而一份试卷上如果出现这样的错误会让学生很沮丧，因为他们本来认为你对如何来评价他们已经深思熟虑。自己先模拟做一下试卷，对大多数考题形式，你完成试卷的时间应该不超过学生完成该试卷所需时间的四分之一。

3. 试卷设计的检测清单

◆学生准备好接受考试了吗？

如果可能的话，让学生能够获得过往的考试卷。在考试之前澄清你认为哪些资料重要。确保学生已经得到试卷所涉及的题型的训练。

◆考试反映了你的课程目标吗？

比较考试的资料和你教学大纲里的主题、授课的提纲、课堂讲义，确保教学与考核的一致性。

◆考试的长度合理吗？

自己先做一遍，你完成试卷的时间应该不超过学生完成该试卷所需时间的四分之一。使耗费时间的问题保持在最小值。

◆考试的方向和形式清楚，并得到了很好的组织吗？

要求一位同事或助教朗读考试说明部分，帮助你发现任何不清楚或者误导的陈述。确保印刷清楚，如果某个问题有留白，确保留出的长度空间合适。

◆每个问题的分值是否清楚？

确保每个问题的分值都很清楚。这样学生能够决定每个问题花多少时间。

◆考题是否有叠加问题？

为了理解和解决某个问题，学生是否需要完成考试其他部分的答案。

◆能否从建立学生信心的问题开始？

对学生的考试焦虑有同情心，建议考试从容易程度合理的问题开始。

◆问题是否有趣？

尝试使用一些有趣的应用类型题，或者整合了多种材料的题目，以此表明测试学生的这些材料的价值。确保你是在挑战学生，而不是去迷惑他们。

4. 试卷的一般题型

对考试形式的选择应该基于你想要测试的学习产出。下面是一些考试形式以及每一种适用的基本原则，可能能够组合出平衡的考核方法。

◆论述题：给学生提供组织、评价和思考的机会，而且对许多学科来说，这种考核常常最具教育价值。但是它们也是最难评定等级的。使用这种考核形式时，确保自己或者其他评分者有时间也有毅力能很好地完成考试的评分。在考试之前，你需要与学生或其他评分者一起讨论评价的标准。

◆数学与科学题：通常由要解决的问题组成。数量和逻辑问题主要测量学生应用条件的能力；通过使用学生熟悉的问题和全新种类的问题（要求学生将他们练习过的内容扩展到新的应用情境），可以调整考试的难度和对学生的挑战程度。

◆选择题：是最难设计好的，但是它既可以用来测量信息的识别，又可以用来测量概念的应用。如果使用这种形式，就要仔细考虑将问题通过一段一段的方式来陈述。

◆填空题：主要考核对关键词语和概念的回忆。如果使用填空题，要愿意接受一些其他的合理答案，而这些答案可能是你考试之前没有考虑到的。

◆简答题：能够测试对信息的回忆和分析的技巧。简答题与多项选择题的目标类似，但是需要学生去回忆，而不仅仅是确认正确答案。如果使用简答题，要让问题足够明确，这样学生能够确定要回答什么内容。

非集中考试在一些国家逐渐得到广泛的应用，这可以给学生提供更平静的环境、更多的时间来思考问题。但在采用这种考试方式之前要明确说明，学生是否可以互相讨论他们的答案，是否限制各种资料的使用（是只与课程材料有关，还是要用到图书馆的资料，或者需要获得课堂外其他人的意见），一种可选的策略是提前给出试卷，允许学生之间咨询交流，但是让他们在课堂上不参看笔记作答。

第 145 问 *出客观题要注意什么？*

客观题是一个总称，它包括多种题型，这些题型的共同特征是答案的客观性。一种典型的客观测验题型是"选择题"，其他还有判断题和填空题。这类测验的特征是评分信度高，评分快捷，教师时间利用经济，能够测量大量的内容。客观测验还比较容易建设题库，从长远角度看减少了准备试卷的时间，但这些优势同时导致人们对客观测验过分依赖，不能批判性地利用它们。在许多学科中，尤其是在科技领域，必须以客观题为主。这里将提供一些详细的出题技巧，你可以根据自己的需要进行选择。

设计客观测验题时，需要了解并决定使用何种题型，之前提到客观测验题型包括：判断题、选择题和填空题。我们建议你尽量使用判断题和选择题，避免使用更复杂的匹配题型，因为在一些测验中，这样的题型会使考试变得更像是智商测试，而不是对课程内容的考核。从不同技术角度来说，比起其他的客观题型，专家也更推荐选择题。

好的客观题，其考查目标应明确具体，取材恰当，有针对性，具体设计过程中，要处理好以下三种关系。

1. 取材与铺陈

取材所涉及的知识宜少不宜多，且应属基础和基本知识，不宜采用派生知识作为考查的载体，每题多以 1~3 个知识点，个别试题所含知识点可多一些，但最好不要超过 4 个，否则，将降低试题的区分度。试题的陈述与所选材料是形式与内容的关系。因此，要和谐相称，陈述力求简明规范，层次清楚。尤其是术语和符号的运用要保证准确，绝不能使用容易误解的生活用语。

2. 知识和技能

几乎任何试题都同时考查知识和技能，但在通常情况下不宜二者并重。宜侧重知识时，技能应淡化一些；当侧重技能时，知识的要求不能太深。

3. 传统与创新

客观题侧重于基础知识和基本技能的考查，无须每一题都刻意求新，因为这样做，势必大大增加整组题的难度，也增加了命题的工作量，但各题都是熟悉的传统面孔，全然没有新意，又会使整组试题的难度降低，也难以保证测试的区分度。因此，传统与创新必须兼顾。两方面的试题各占多少比例才算合适，根据考查的目标及考生的实际情况决定。若同时解答题容量多和个别题有一定难度，应给考生提供更多的答题时间。在选择题中，传统型与创新型的题量比例控制在 5：1 左右，可能比较恰当。

第 146 问 　如何设计选择题？

1. 选择题的优势与不足

选择题一般有一个题干，四个选项，有一个选项是正确的，而另外的选项都是迷惑选项。选择题和判断题相比，优势在于降低了猜测的命中率。如果所有的迷惑选项都能起作用，它的猜测命中率是 25%，而判断题则是 50%。但不幸的是，聪明的学生往往能够排除一两个迷惑选项再来猜，而迷惑选项的效果往往考试后才能看出来。因此，更复杂的多选题得到广泛运用，是因为它能够针对一个题干或话题询问一系列问题。每个问题都可以独立评判，只有在完全正确的情况下才给分，或者根据正确部分给分。

选择题的主要优势有：

◆能够用来测量所有水平的学习，从知识到评价。

◆能够评价从各种来源整合信息的能力。

◆能够诊断学生的困难所在，错误的选择能揭示出同样的问题。

◆能够为考试后的讨论讲解提供很好的基础，尤其是讨论为什么迷惑选项是错误的，哪一个答案才是正确的。

选择题还具有判断题、匹配题等题型共有的优势：

◆能够提供一个更综合的案例，提出更多的问题。

◆适用于广泛的内容和难度。

◆对学生回答问题的时间要求相对短。

◆容易评分，评分精确。

选择题的不足有：

◆容易遭到学生的误读，一些学生会在问题中读出更多的非题目本意的信息。

◆可能显得对学生过于挑剔，尤其是当选项设计得太好时。

◆当用来测量高级学习技能时，对阅读能力和解答能力要求都很高，导致学生焦虑。

多选题和其他选择题型还有一些共同的缺陷：

◆拒绝提供选项之外的回答。

◆为了让学生达到同样理解，句子组织难。

◆有效的题目设计花费大量时间和脑力。

◆用来测量事实性知识时，出题太容易，以至于常常被滥用。

◆不适于用来测量态度学习的有效性，因为常常会成为"伪问题"。

◆鼓励猜测，因为不管怎样总有答案是正确的。

2. 使用多项选择题的时机

了解多项选择题的优势和劣势，能够帮助教师更好地决定在何种测验下选用什么样的题型。以下情况使用多项选择题能使其更好地发挥优势。

◆测量学生学习的广度时。选项能够用更少的时间来回答，而更多的问题能涵盖更多的内容。

◆测试不同的学习水平时。选项的设计非常灵活，能够用来测试布鲁姆分类的所有水平，当你想要测试批判性思维能力和问题解决能力时，不要低估多项选择题。

◆考试学生的数量众多时。学生数量多时，多项选择题很有效，但班级规模很小的时候，不值得花那么多时间去设计有效的多项选择题。可以考虑是否有其他题型符合你的测验目的。

◆当你有时间去设计题目选项时。记住，有效的多项选择题能够比基本的事实性知识测试更多，但是也需要花时间和精力去设计。如果你没有时间，选择其他类型的试题可能会更好。

◆没有时间评分时，选择题是最好的选择。教师可能需要花上一小时出好题目，但是不用一秒钟就能批改好。

◆当学生是否能自己组织好一个正确的、可接受的答案不那么重要时。但需要学生自己组织答案时，多项选择题就不合适了。

3. 使用多项选择题对教师的要求

为了出好选择题，教师需要掌握一些必要的能力。

◆应该彻底掌握要测验的内容，不仅仅了解该领域中的概念和规则，而且还要知道通常的谬误所在。

◆应该制定一套教育目标，以此清晰地指导自己的教学，帮助学生学习。只有认真地考虑清楚希望学生习得什么，才能对他们的学习进行准确评价。

因此，要制定一份考试计划或考试计划表，依此出题。对于大部分测验来说，一个二维的表格（表5-5）就足够了。一个维度列出你希望测试的内容领域和单元，另一个维度列出你希望测试的不同习得水平，如理解、应用，以及高阶认知目标。你还应该确定每个内容领域和每个知识习得水平分配的比重。最后出题时，要计算多少题目符合计划表的内容，确保测验覆盖的内容符合你的初衷。

表5-5 考试计划表（样表）

课程内容	学习水平		
	了解	应用	高阶
A	5%	10%	10%
B	5%	20%	10%
C	10%	20%	10%

◆了解将要应考的学生，目的是为了恰当地调整题目的复杂度和难度。使测验能够让学生很好地展示出他们学到了什么。

◆你应该成为书面交流的高手，能够使用学生了解的语言进行简单、准确的交流。

4. 设计多选题的技巧

下面这些关于设计多选题的建议，是众人经验和智慧的结晶。

◆将出题的工作分散来做，考试前一天晚上才开始出题是不明智的，你需要设计题目，还需要对题目进行检查和修订。如果你能在每节课结束之后写一两道题，这样的题目可能更具代表性。

◆使用便笺纸，活用电脑表格出题，这样能更好地根据你的考试计划表调整题目对应的内容，修改题目或去掉一些题目。

◆用心设计考核高阶思维能力的题目，避免设计的题目只能对基础事实性知识的记忆进行考核。许多教师（尤其是青年教师）容易掉入这一陷阱，而且会把学生也拉入学习的陷阱。

◆先写题干，题干应该是一个完整的、明确的问题，或者是一个留空的陈述。问题应该是课程的重要内容。

◆着重评价学生的理解、应用、综合、分析和评价能力。设计问题来评价这些高阶认知水平很难，但是如果你希望学生具备批判性思维能力，测验就要突出这方面。学生的倾向是学习"要考试的内容"，并且只学习要考试的内容。

◆问题的陈述要精确、完整。需要学生回答的内容要很显然，而且学生不必阅读完所有的选项就能够知道题目要考核的问题。一般情况，直接的问题往往比留空陈述的问题更清晰。

◆设计的选项要包括判定一个问题所有的重要信息，去掉那些只是用来凑数的无关内容。

◆避免选项的不必要重复。可以在题干中涵盖尽量多的信息。这一点在采用不完整陈述的形式时尤为重要。

◆陈述问题或提问的时候使用肯定句。否定形式的使用会使学生感到迷惑，而且那些焦虑的学生往往会漏读"不"这个字。在你不得不使用否定形式的时候，使用粗体、下划线突出这一信息，不要使用双重否定形式，如在题干中出现一次否定，在选项中再出现一次。

◆写下题干之后，写出正确的或最好的回答。回答的陈述要尽可能简短，并且没有歧义。使用题目之前可以让同事或以前的学生讨论一下，避免出现理解困难。

◆不要让正确选项比迷惑选项的句子更长。写好选项后比较他们的长度，必要的话可以再进行编辑。

◆写好正确选项之后再写迷惑选项。

◆让所有的迷惑选项看上去都像是正确的回答。

◆注意迷惑选项的用词要使用学生熟悉的。

◆使每一个迷惑选项互相区别，避免选项重叠或者一个包含另一个的内容要素。如果迷惑选项太相似，聪明的学生就会使用这一线索排除掉一群雷同选项。

◆注意一般格式错误。去除任意可能让学生在不知道具体选项内容的情况下，就能够判断正确与否的无关因素。

◆注意使用特殊的判断词。如"所有""从不""总是"或者其他的总括性词语，这些词语往往暗示答案是不正确的。类似的修饰语如"经常""有时""可能"，更有可能是正确答案。不时打破这一通常考试规律，避免学生猜答案。

◆谨慎使用"以上都不对"选项。类似的选项还有"以上都对""A 和 B 选项都对"。因为很明确正确答案只有一个时，这样的选项就会成为一个很有用的推断线索。为了让这样的选项发挥作用，有时需要把它们设置成正确答案。

◆将选项按逻辑顺序编排，如果选项之间确实存在逻辑顺序。

5. 排版的注意事项

◆每个选项占独立一行，便于区分。

◆用大写字母标明每个选项。

◆确保正确答案随机分布，如果你习惯于将正确答案设置在"B"选项，聪明的学生很快就会发现。所以有必要的话，可以重新调整一下选项的顺序。

第 147 问 如何设计论述题？

论述题是我们唯一可以用来评价学生是否具备评述问题的能力，以及进行有效语言表达能力的方法，同时还可以间接地测量学生的态度、价值和观点。论述题得到广泛应用的其他原因是，在高等教育中，书面写作和思想表达被认为是非常有价值的学术活动，而论述题可以用来促使学生发展更多高等教育所期望的学习习惯。

相对而言，论述题的作业很容易布置，但是批改起来却很花时间。谨慎使用论述题来考核最重要的一个原因，就是可能会导致潜在的不可信的评分。一些研究发现不同的批卷者对同一份试卷的评分存在显著差异，甚至同一个批卷者之前的评分和相隔一段时间之后对试卷的重新评分也存在显著差异。

1. 论述题的分类

◆一种是扩展回答题（extended response），在这种问题中，学生运用相关知识和技能来组织、证明自己的观点，并且使用条理清楚的语言表达出来。这种题目适于考核高阶的知识目标达成情况。

◆另外一种论述题题目为限制回答题（restricted response），这种问题对答案和答案的组织设定了明确的边界。这类题目适于考核低阶的客观知识掌握情况。优点在于能够减少评分中可能出现的问题，同时也使得评分更可信。

2. 论述题的设计技巧

如果你打算在考试中使用论述题，我们建议你记住以下要点：

◆提出的问题要能够引出教学目标所期望的反应。

◆提问使用清晰的指令性词汇，如"描述""比较""评论""解释"等，如果使用"讨论"，则需指出要讨论哪些点。

◆提供清晰的问题框架，以便获得所期望的学生反应。应该说"请说出在课程学习中使用小组教学的好处"，而不是"请讨论小组教学"。

◆设置更多的问题时，要求简短回答，而不是设置少量问题要求长篇作答。这样能更好地对课程内容的掌握情况进行抽查，降低根据数量还是根据质量进行评分的两难，还会提高可信度。

◆保证所有的学生都回答相同的或等同的问题。设计难度相等的可选问题很困难，但如果学生回答的问题不等同，你可能没有办法对学生进行有效的比较。

◆准备评分系统。在评分分析法中，要准备好一个要点清单，用来分配分数，如"论据符合逻辑""表达通顺"等相关因素可以包含在要点中。

3. 论述题的评分要点

给论述题评分时请注意以下几点：

◆匿名评分。

◆一次性完成一个题目的打分，或者最好为每个论述题分别分配评分人，采用一致的评分标准。

◆对一个问题进行评分时不要中断。

◆最好每个问题有两个独立的评分人，将他们评价的结果平均一下，或者至少抽查评分样例，确定评分的一致性。

第 148 问　如何设计简答题？

1. 简答题的适用领域

显然，对于时间固定的考核，简答题比论述题更合适。如果评价的目的是覆盖广泛的知识面，简答题有显著优势。另外，对于避免给出答案线索方面，简答题不像选择题那样，不是从既定数量的选项中选择或猜测答案，而是要求学生提供答案。简答题不适于用来检测复杂的学习产出。

2. 简答题的设计技巧

◆直接的问题陈述比不完整的填空题更好。

◆如果答案需要用数字来表示，明确数字所需的单位和精确度。

◆准备一份结构化的评分表。

◆为可以接受的答案给出全部或部分分值。

◆为你之前可能没有提到的，其他等同的可接受答案留出考虑空间。

3. 简答题的评分要点

◆一次性完成一页问题的评分。

◆最好为每页的问题分配不同的评分人。

◆虽然简答题很容易批改，但是重要的是评分者要提供结构良好的评分点，尤其对那些正确答案可能不止一个，或者包含了一些解题过程的问题。

第 149 问　使用判断题需要注意的要点有哪些？

判断题容易设计也容易评分。如果你打算使用判断题，请注意以下几点。

◆确保问题重要、与课程相关，问题难度对被测人群适宜。

◆使用简短、清晰的陈述，而且只涉及一个观点。

◆确保陈述确实是对的或错的，不存在含糊。

◆避免在题目中出现暗示正确答案的词语，如有时、经常、从不。

◆确保正确和错误的陈述句子长短相同，以差不多的字数出现。

◆避免陈述以否定或双重否定句出现。

第 150 问　如何整合一份试卷？

这是出试卷的一个难点，从题库中选出 100 个问题并不是件容易的事情。你必须在课程目标的基础上谨慎地完成这个任务。

◆首先需要准备一个计划或一份考试说明，明确课程测验要涉及的主题。

◆根据主题的相对重要性，给每个主题分配一定数量的问题。

◆给每个主题挑选题目，选出那些覆盖了最多课程领域的题目。这一步完成后可以让你的同事来检查问题的质量，避免你的个人偏见影响题目的选择。

◆你可能会发现，有些主题下问题的数量和形式不足，这就需要你再补充一些题目，时间有限时，可以让你的同事一起来做这项工作。

◆题目都写好了以后，需要给它们排好顺序。同一个主题的题目放在一起会减轻学生的迷惑。

◆检查一遍，确保正确答案随机分布，如果没有，则调整选项的顺序。

◆保证试卷开始部分的"考试说明"清晰、精确。

◆试卷打印的时候，要按照要求的格式，满足安全保密的需要。

◆考试的时候，如果临场发现试卷错误会导致学生情绪波动，所以一定要事前对试卷再三检查。

◆最后，将试卷印刷好并安全地封存起来直到考试。

第 151 问　如何汇总评价结果，得出最终评价？

在一些重要的考试中，要求在不同评价方法得出分数的基础上，报告一个最终分数或等级。通常是简单地将这些分数相加，或者平均各分数得出最终成绩。这样做很简单，但是可能会带来严重的歪曲，原因是每个小测验的知识分布不同、问题数量不相同、难度不一样，对每个部分赋予的权重也不一样。解决这个问题的办法是对每个原始分数赋予标准分。

第 152 问 教师如何对学生的学习成绩进行反思？

保留你对每个学生所做的全方位的评价记录。在有必要的情况下，这些记录可以让你更容易判断或重新得出一个学生的最终成绩。包含在最终成绩里的要素可能包括出勤率、参与度，以及课外答疑数量，还有每次考试和作业的成绩。

1. 保存学生成绩的原因

◆它能帮助教师监控每个学生的进步，还可以把它当作规划未来学习的基础。

◆在固定的时间段，家长可能需要关于子女成绩的详细成绩报告。

◆学校和审核、评估等活动需要。

2. 保存学生成绩需要考虑的问题

保存记录是比较花费时间的。对当前使用的记录范围和类型进行反思是有益的。下面一些相关问题常要考虑：

◆为什么要这么做？

◆是为谁而做的？

◆它确实与初衷相吻合吗？

◆所搜集和记录的数据发生了什么变化？

◆是谁在使用它，为了什么目的？

◆可以对其进行更合理的组织，以节省时间和精力吗？

◆电脑里需要同时保留电子版吗？

第 153 问 如何给出评价反馈？

1. 为学生提供评价反馈需遵循的原则

◆学生提交作业和给出反馈的时间间隔应尽量短。

◆平衡正面的评价和负面的评价。

◆明确指出学生可以如何提高。

◆鼓励学生自我评价。

◆当作业和评价与标准相关联时，向学生澄清标准。

研究发现，当教师的反馈很快，明确指出什么是正确的，什么是错误的，能够清楚地被学生所理解时，反馈最有效。

2. 考试结果反馈的技巧

◆将考试结果拿到班级之前，考虑好要说什么。有关试卷的讨论应该建立在考试的目标上。例如，试卷分析课可以聚焦于前阶段学习了什么，或者对不同部分内容进行总结，并过渡到下一阶段的内容。如果大量的学生都在某个题目上犯错，而且教师认为这个题目很能反映学习内容，则需要就此方面内容进行详细讲解。对试卷的讨论应该引向对学习策略的考虑，帮助学生确定自己对课程内容最有效的学习方法。

◆考试结束后要尽快评分，要指出好的答案和不正确或不足的答案。如果考试整体成绩都比较低，教师需要特别指出答得比较好的例子，以鼓舞士气。

◆教师的反馈还要表达准确，让学生了解评语的含义。而且，教师的评语不要加上个人的情感，因为试卷发下来，很多学生常常只关心教师写了什么评语，而不去看他们自己做过的题目。

◆教师的评语应该出现在试卷的空白处，而不要压住学生的答案，否则，学生可能会认为教师阻止他们再阅读自己的解答，或者认为教师缺乏对他们观点的尊重。

◆大班可以考虑用机器评分，但是数据不能解释为什么学生都错在这个题目上，有时，看看真实的试卷能够得到更多的线索。用机器进行评分的教师应该考虑亲手批改一些试卷，以便找出学生为何如此答题，并且能够给出一些个人的反馈。

◆教师还应该了解评分痕迹隐含的信息，如在论述题的批改中，教师可能在阅读的过程中，在关键的词语和句子下做标记。但是这一做法往往强化了学生的错误认识，认为正确的答案是因为提到了这些词语或句子，而不是论述的整体组织，或者具体说了些什么内容。

◆在对考试结果的讨论中，教师的交流方式和心理定位也很重要，它们是使讨论的过程成为一次有效的学习经验的重要因素。要创造出一种交流的氛围，对考试结果的讨论需要更倾向于描述而不是评价，避免直接进行评价，如"你没有明白这个问题"，而是描述学生应该如何做，如"结合上下文来阅读这个问题，想想我们曾经在课堂上讨论的要点"。教师处于一个强势地位，教师的评价往往容易让被评者形成一种紧张的、防御性的心理。考试本身已经给出了一个评价，教师没有必要强化这一评价。如果学生感觉讨论的意图是为他们提供更多的信息，支持他们的学习，他们就会听取讨论的意见，并且从交流中受益。而如果学生感到讨论的焦点是评判，他们就会疏离，甚至带有敌视情绪。

◆在对考试结果的讨论中，教师需要保持开放、自然的心态，而且必须是发自内心而非假装的，这样才能够创造一种支持性的氛围。师生之间的交流如果表现出教师对替代答案持赞赏态度，就让学生能够自由地分享他们独特的解题过程。通常学生们只有在一个充满信任的环境中，才愿意冒险发表他们自己的独到见解。

3. 如何处理对考试评分的异议

◆偶然会有学生对测验分数或最终等级提出质疑。恭谦地倾听学生很重要。有可能是你加错了分，没有看到作业，或者是不能辨认试卷上的书写。如果不是你的错，坚持原有的判分。大部分学生希望你解释为什么给的分数与之前所定的规则不相符合，你陈述得越清楚，越容易检查、判断你的评分。如果某些学生只是投机，你也不打算重新给分，让学生解释他们认为评分的问题在哪里，然后让他们把评好分的作业留下。这样不仅给你自己时间再检查一下评分，也给了这时有些激动的学生冷静下来的机会。

◆考虑实行"再评分"制度，让学生在有限的时间内能够回顾一下他们的试卷（如一个星期），提出重新评分的要求，并对他们的重新评分要求给出书面解释。这个策略在鼓励学生回顾考试内容上有好处，能够避免对评分的任性抱怨，并且要求学生细心地检查他们所做的回答。

第三节 教师评价与反思

第 154 问 **为什么要进行教师评价？**

作为专业人员，教师经常需要检查自己的工作，或者了解同事的工作情况。许多教育家都认为教师评价方案具有促进教学的潜力，贝尔（1988年）提出了教师评价的各种不同意义：

◆识别不称职教师；

◆增长工资和晋升；

◆提供外在的义务；

◆提高教师的业绩；

◆提供有效的教师管理；

◆提供专业发展。

在日常的教学中，教师不停地获得正式和非正式的关于自己行为的反馈。所有的教学活动和相关的评价活动都可以看成是持续的反馈过程的一部分。迈尔斯（Miles）认为，教师评价根本不能代替我们作为教师所获得的经常的、非正式的反馈，它也不应该以一种会导致与其他教师关系恶化的方式进行。

要回答为什么评价教师这个问题，最终的答案当然是改进所有对学生的教育。但为了获得这一结果，有必要指出，不同团体对于为什么有必要进行教师评价这个问题具有不同的考虑。

如表 5-6 所示，不同角色关心的基本问题取决于他们与教学业务的关系，以及他们对外部团体的可解释性程度。例如，教师希望获得学生群体的效果反馈，所需的信息是具体的、局部的，并且能用来调整教师以后的教学行为。学校校长和教务部门所提的问题与学校全局政策相关，谁正在做贡献及贡献到何种程度，谁需要帮助和为什么需要帮助。教育系统的高级管理者具有更广泛的责任，尤其关注把计划成文及传送给所有利益相关者，关注学校正开展的工作在多大程度上反映了政府的政策。

表 5-6 关于教师评价的三个方面

个别教师使用的问题	校长或教务部门使用的问题	教育系统使用的问题
我将做什么？	教学任务完成了吗？完成得怎么样？什么需要改变？	学校在检视它们的政策和课程以确保它们相关吗？
我如何做？	哪些教师表现好？谁需要额外的支持？谁需要专业的发展？	学校计划的具体细节能够提供给社会或家长吗？
	谁应该受到奖励？	
	谁不能胜任？	
什么事我做得很好？	可能的解决方法是什么？学校政策实施了吗？学校政策怎样被授权和协调？	学校的计划反映了政府优先关注的问题了吗？
什么事我能够做得更好？我可以向谁求助？学校会怎样支持我正努力去做的事？		教师在有效地承担他们的职责吗？

然而，尽管不同的群体有不同的优先考虑，但在实施教师评价的主要原因方面，却有很大的一致性。这些原因可以总结为：

◆认可教师成绩；

◆教师获得更多关于自己的信息；

◆获得课程设计和实施的信息；

◆为学校总体规划提供信息；

◆为教师提供专业发展的机会；

◆为了更科学的管理；

◆增强责任感。

第 155 问　**教师评价有哪些方式？**

教师评价的不同方式有不同的侧重，对评价内容也有不同观点。例如：

◆目标输出方式：依据一系列的目标或结果，评价目标达成程度。

◆能力标准：认为教学是一种基于技能的表现，具有一系列能力和可观察的指标。

◆基于研究的方式：分析教师的班级表现，以教学效果的实证研究作为背景评价。

◆同事评价的方式：与教师进行非正式讨论，并安排课堂观摩。

◆上级来访：学校校长或外部监督者/视察者进行例行的课堂观摩。

前两种方式涉及通过测验或课堂观察收集学生成绩和教师成绩的相关信息。第三种方式主要注重观察教师和学生的课堂行为表现，并分析学生学习结果。第四种评价方式强调教师的互评。第五种方式关注在单一的课堂观摩中能观察到什么。

第 156 问　**教师评价一般包括哪些内容？**

教师评价可能包含下列的一个或多个方面。

◆教师的行为：教师在教室里的行为及其教学环境的详细观察。

◆教师与同事合作及在团队工作中的行为：观察团队的氛围，以及规章制度如何加强或限制教师的行为。

◆学生的行为和经验：学生的活动、学生之间以及师生的互动。

◆学生的学习结果：用非正式（例如观察）和正式（例如书面测验）的方法获得的信息。

表 5-7 是一个学生评价教学的调查问卷样例，供参考。

表 5-7　学生评价教学问卷

该问卷用于了解你对所经历的教师和课程的看法，请准确地回答每一个问题。如果你觉得无法回答某个问题，那么请不要作答。你的回答是匿名的。请圈出最接近你的看法的描述，非常感谢参与这次评价。

第一部分

1. 你觉得课程内容如何？

非常正面	正面	中立	负面	非常负面
1	2	3	4	5

2. 综合考虑，你如何评价这位教师作为大学教师的水平？

非常缺乏	缺乏	满意	优秀	非常优秀
1	2	3	4	5

3. 你觉得这门课程的负担如何？

非常轻	轻	合理	重	非常重
1	2	3	4	5

4. 你觉得课程的进度如何？

太快	快	基本合适	慢	太慢
1	2	3	4	5

5. 你觉得这门课的难度如何？

非常容易	容易	合理	难	非常难
1	2	3	4	5

续表

第二部分 请指出你在多大程度上同意或不同意以下说法，并圈出相应的数字。					
	强烈 同意	同意	不确定	不同意	强烈不 同意
课程特点					
	1	2	3	4	5
我了解课程内容					
课程的组合很拙劣					
课程具有挑战性					
评价方法公平					
课程资料准备得很好					
提出的目标得到了执行					
我学习了一些有价值的东西					
推荐的阅读资料有助于理解 课程					
教师特点					
交流沟通有效					
教学方式使记笔记困难					
教学有热情					
激起了我对这个学科的兴趣					
对学生有兴趣					
在课外也易接近					
鼓励学生表达观点					
讲课有条理					
自信					
表述清晰					
第三部分 你对教学或课程改进有何建议?					

再次感谢你回答这份问卷，请按要求上交。

第 157 问 　　　　　　　　　　　**教师评价一般由谁执行？**

能参与教师评价的人员，取决于运用的模式和方式。但通常评价者包括下列组成：

◆同事评价：例如，同级别或资历相近的教师同事进行的评价。

◆上下级的评价：最典型的是校长、院系负责人评价教师。

◆外部人员评价：例如，外校的评价专家或教师进行的评价。

◆非专业人员进行的评价：例如，教育主管部门的管理者或成员进行的评价。

◆自我鉴定：通过考核表或自评报告进行的评价。

最后还要决定评价是封闭的，被评价者不能见到任何书面的报告或分数；还是公开的，被评价者能够见到所有的报告。

第 158 问 　**教师自评如何进行？**

自我鉴定核对提纲：

◆我对学校有多尽职？

◆我是否经常给予学生和同事充足的赞扬和感激？

◆我能否完全参与到职员正式或非正式的讨论中？

◆我的评价方式对监控学生进步的效果如何？

◆我如何确保学生具有平等的机会？

◆我为每次会议所做的准备如何？

◆班风如何有益于学习？

◆我是否参加培训，以提高我的专业能力？

◆我是否阅读最新的出版物？

◆我是否愿意将我的知识技能传授给同事？

◆我将任务和学生的能力匹配好了吗？

◆我作为学校教师队伍的一员，为了共同目标而工作的效果如何？

◆我为学生提供了何种通过直接经验学习的机会？

◆我是否经常注意倾听那些把与我交谈看得很重要的学生的声音，而不打断他们？

◆在创设温暖、关爱、幽默的环境方面，我有多积极？

◆我如何适应学生和环境变化的需要？

◆我在多大程度上重视家长和社会用人机构的帮助和意见？

第 159 问　**如何使用课堂观察对教师的教学进行评价？**

课堂观察是一种有价值的方法，它能获得教和学的第一手资料，也能为被评价者和评价者提供实际讨论话题。但是，很难明确在课堂观察中以什么作为重点，因此在上课之前，评价者和被评价者针对以下一些问题达成协议非常重要：

◆观察的目的；

◆观察什么；

◆何时观察；

◆谁来观察；

◆怎样观察；

◆不参与的观察者；

◆是否和教师共同参与教学过程；

◆是否对学生提问；

◆是否记笔记或使用考核表。

如果事先讨论的这些事情达成共识，就会减少被评价者的焦虑和教学的中断。评价者和被评价者之间随后进行讨论非常必要，并应在观察的当天完成。表5-8为课堂评估观察记录表范例。

表 5-8　课堂评估观察记录表范例

说明
请在观察时，按如下格式记录，你所做的观察记录需要包含两种不同类型的信息： ◆观察到的确切行为，听到的确切的谈话（尽可能准确、客观描述）。这一栏可以看作是你收集的事实。 ◆对所听所见的思考。这一栏可以看作是你对观察到的教学现象的评价和反思。
观察记录表（样例）

时间	观察记录 （课堂上各种行为发生的顺序与出现次数，师生交流情况，教师与学生的对话记录等）	观察思考 （对你在课堂上观察到的现象提出问题、想法与观点等）
8 点 30 分	教师利用 PPT 和屏幕广播，在每台学生机上展示了"绘图概述"部分的三个讨论题目，并要求学生在 5 分钟内完成这三个问题的讨论。 学生讨论时，教师在教室内不停地走动，倾听每一组学生的讨论，并加以引导。例如，教师走到一组学生面前，问他们"讨论到第几个问题了"，并询问讨论的结果	把讨论题目展示在每个学生面前，促进学生能够集中精力，按照教材的要求进行讨论。 教师很积极地与学生互动，提示他们遵循教材要求进行讨论，确保讨论效果

第四节　常用的教学工具

第 160 问　了解学生学习动机问卷

　　学习动机是指激发个体进行学习活动、维持已引起的学习活动，并使个体的学习活动朝向一定的学习目标的一种内部启动机制。学习动机是直接推动学生学习的内部动力，它对学习具有启动、维持及定向作用。学习动机一旦形成，就会自始至终贯穿于某一学习活动的全过程。因此，学习动机的性质和强度直接影响学生学习的方向、进程及效果。

老师可以在教学初期，通过对学生学习动机的问卷测试了解学生学习动机。

问卷设计参考目前国内外学者采用最多的，经过多次研究的验证具有较高可靠性的"教育参与测定表"，Boshier 等（1978）编制的这份量表提出成人学习动机的 6 个维度，分别是：①认知兴趣（Cognitive Interest），即为满足求知欲或自己的兴趣；②职业进展（Job Competence），即为提高工作能力或寻求升职机会；③社会接触（Social Contact），即参与学习活动是为了在学习环境中与他人进行人际接触、寻求归属感或结交新朋友；④逃避或刺激（Escape/Stimulation），即为了给生活带去改变，摆脱或逃避现状；⑤外界期望（External Expectations），即满足外界对自身的期望或要求，如家人、朋友、上级等的期望；⑥社会服务（Social Welfare），即为了参与社会服务或为他人做贡献。

如果没有现成的量表，可以通过这些维度设计的问题来了解学习动机，问题举例：

◆你为什么选修这门课程？

◆学完这门课程对你有什么价值？

◆完成这门课程是否对你很重要？

◆你为自己这门课设定的目标是什么？

◆你认为自己完成这门课的可能性有多大？

◆你是否可以预见这门课程学习中会遇到哪些困难，从而影响你完成这门课？

◆在这门课程中，你打算采用什么方式进行学习？

◆你认为学习这门课后，你对周围人的影响力会有什么变化？

◆你认为这门课在多大程度上可以增加你迎接工作挑战的能力？

◆你认为与他人合作学习这门课程对你有多重要？

第 161 问 **什么是模块作业核查表？**

模块作业核查表是指在网络学习过程中，教师要求学生完成指定时间内的教学活动，为了让学生有序且无遗漏地完成学习任务，教师在每个学习模块中设计作业核查表，放在教学活动模块概述中，学生在学习过程中通过对比作业核查表，有效完成学习任务。表 5-9 是一个模块作业核查表的样例。

表 5-9　课堂评估观察记录表（样例）

第二周活动	作业类型	完成情况
课程论坛内容管理技巧	阅读	
建立课程讨论气氛	阅读和讨论	
编辑个人主页	主页活动	
张贴短文草稿，1 页	贴帖子	
与支持队伍配合	阅读	
建立带注释的参考文献索引，1 页	小组活动	
访问小组空间，给予反馈	小组空间贴帖子	

第 162 问 **什么是小组合作评价表？**

小组合作活动的计分通常根据三部分数据确定：对小组合作的成果打分，对小组成员的合作性打分，根据每个成员的反思打分。其中，对小组成员合作性的评价具有一定的共性。表 5-10 为学生互评表范例。

表 5-10 学生互评表

项目	0分	2分	3分	4分
	说明：请按照此评价量表，给你及你们组的每个人在此次小组活动的表现情况打分。			
合作性	不参加讨论，或对别人的意见不表态	参加讨论，但不评价别人意见，或者不听别人的意见	积极参加讨论，但是没有迹象表明重视别人意见	积极参加讨论，尊重别人观点
贡献度	对项目完成没有贡献	参加项目，但做得不好	参加项目工作，做得不错	参加项目工作，质量很高
参与度	没有参加小组活动	偶尔参加项目活动	经常参加项目活动	一直参加项目活动

第163问 什么是网络课程评估问卷？

亲爱的同学：

临近期末，每学期的课程评估又开始了。你的参与对学校制作高质量的网络课程非常重要。所有的评估都是匿名的，评估结果会在老师给出课程成绩后反馈给老师，并提供给课程开发人员以便完成课程设计。

表 5-11 为网络课程评估问卷的样例。每一题后是 6 个程度选项，其中 0 表示不同意前面的陈述，5 表示非常赞同前面的陈述，请选择最适合你的观点的数字。你的意见可以写在表格之后。

表 5-11 网络课程评估问卷（样例）

1. 浏览课程网页很容易	0	1	2	3	4	5
2. 我对课程的第一印象很好	0	1	2	3	4	5
3. 学院和教师都不错	0	1	2	3	4	5
4. 网页链接和课程内容相关，有意思	0	1	2	3	4	5

5. 我可以按照任意顺序浏览课程内容	0	1	2	3	4	5
6. 老师要求我们用多种资源构建知识	0	1	2	3	4	5
7. 我能经常与老师沟通	0	1	2	3	4	5
8. 我能经常与同学沟通	0	1	2	3	4	5
9. 我可以把作业作品放到共享空间	0	1	2	3	4	5
10. 老师鼓励我们自己去找对学习有用的相关信息	0	1	2	3	4	5
11. 作业很有意思，与课程内容和现实紧密相关	0	1	2	3	4	5
12. 课程恰当地综合了文字、图形、交互，对学习有促进作用	0	1	2	3	4	5
13. 课程有教育效果	0	1	2	3	4	5
14. 课程内容有一定的智力挑战性	0	1	2	3	4	5
15. 我会把这门课程推荐给其他人	0	1	2	3	4	5

请在下面写出你对课程的其他看法和意见

第 164 问　什么是课程评估问卷？

　　课程评估的形式多样，其中以同行专家评估最为常用。同行专家开展的课程评估专业性强，效果更为理想。此评估形式不仅能提高课堂教学效果，而且能有效地提高任课教师的专业的理论水平，促进课程建设效果。表 5-12 是一个课程评估问卷样例，供参考。

表 5-12 课程评估问卷（样例）

尊敬的专家和老师：

为了促进课程建设，改进教学工作，提高教学质量，我们正在进行课程评估，请你们对课程的水平和质量做出客观、公正的评价。你们是本学科的专家，又有丰富的教学经验，你们的意见是整个课程评估的基础，有重要的参考价值。请你们对下列问题选择你认为适当的答案打"√"，每个问题只打一个"√"，多打或不打均无效，这次调查是为课程评估而进行的，无需署名。

1. 你认为本课程的教学目标是否符合本专业培养目标和规格，符合学科特点和学生实际？

　　A. 符合　　　　　B. 比较符合　　　　C. 基本符合　　　　D. 不符合

2. 你认为本课程使用的教材是否符合教学大纲的要求，内容是否正确，结构是否严谨，能否反映本学科最新成就，教材整体质量如何？

　　A. 质量很高　　　B. 质量较高　　　　C. 质量一般　　　　D. 质量较差

3. 你认为任课教师对本课程教学内容是否熟练？理解是否深刻？讲解是否透彻？教师学术水平如何？

　　A. 水平很高　　　B. 水平较高　　　　C. 水平一般　　　　D. 水平较差

4. 你认为教师在本课程教学中能否调动学生的学习积极性和主动性，培养学生分析和解决实际问题的能力，做到教书育人，教师的教学能力如何？

　　A. 能力很强　　　B. 能力较强　　　　C. 能力一般　　　　D. 能力较差

5. 你认为教师通过本课程教学，是否达到课程教育目标所预期的教学效果？

　　A. 效果很好　　　B. 效果较好　　　　C. 效果一般　　　　D. 效果较差

6. 你对本课程教学总的评价是：

　　A. 满意　　　　　B. 比较满意　　　　C. 基本满意　　　　D. 不满意

注：问卷调查由专家评估组主持进行，同行专家和教师调查人数不少于 10 人。